「なんとなく不調」をなくす

# 大人の鍵ハモLesson（レッスン）

Mon“Design-NeT”著

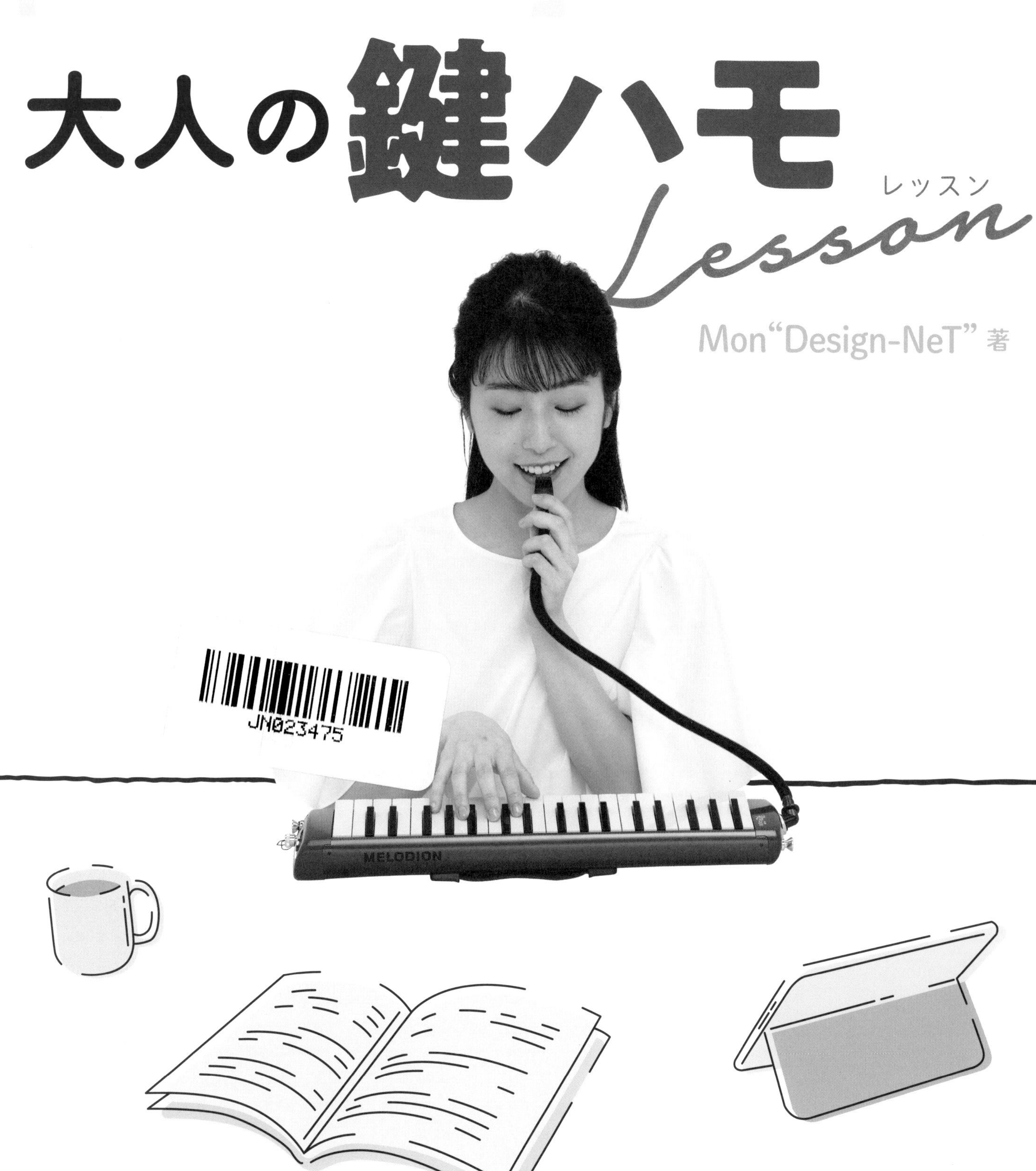




小学館

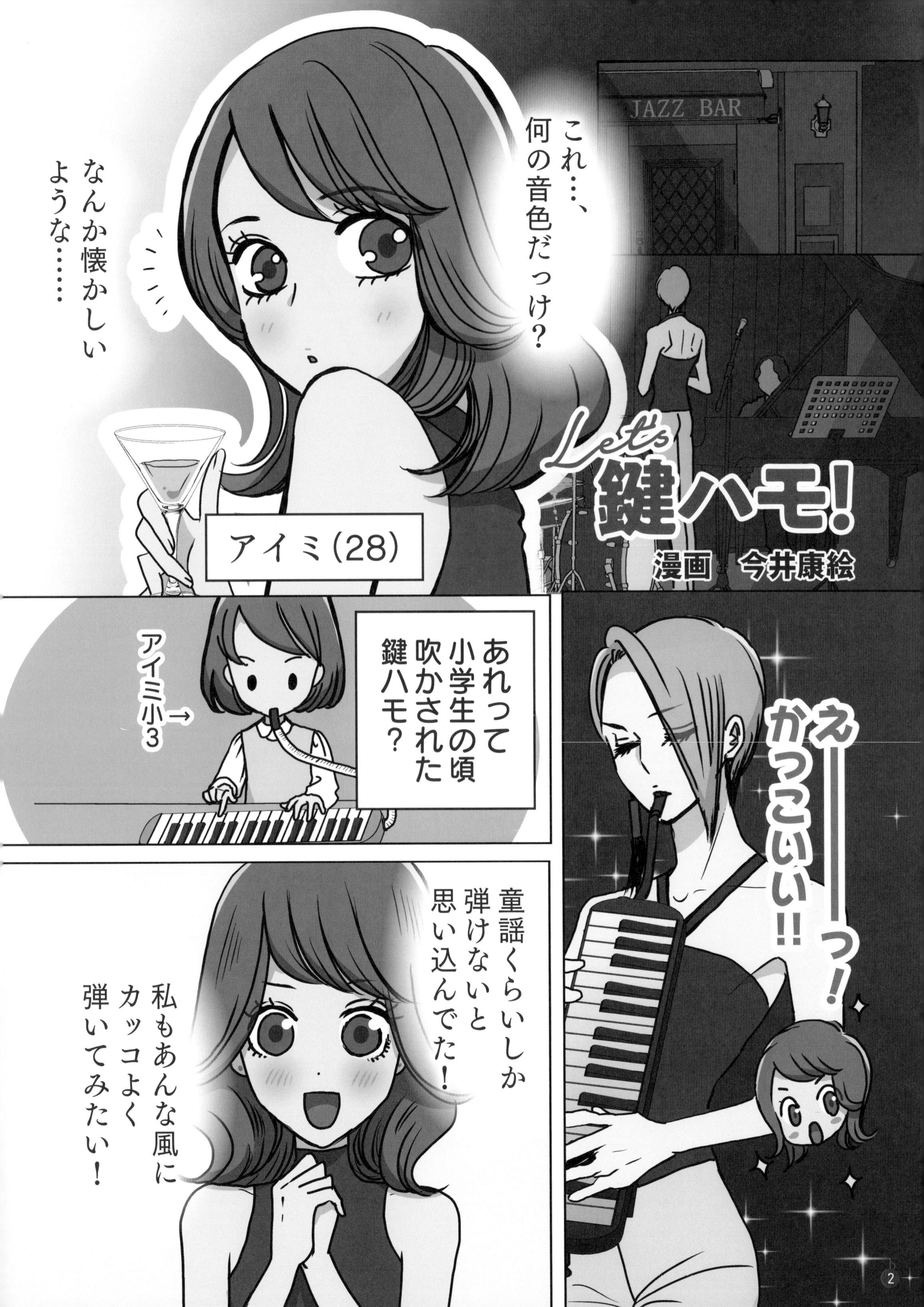
JAZZ BAR
これ…、
何の音色だっけ?
なんか懐かしい
ような……
アイミ(28)
Let's
鍵ハモ!
漫画 今井康絵
えーーーっ!
かっこいい!!
あれって
小学生の頃
吹かされた
鍵ハモ?
アイミ小3→
童謡くらいしか
弾けないと
思い込んでた!
私もあんな風に
カッコよく
弾いてみたい!

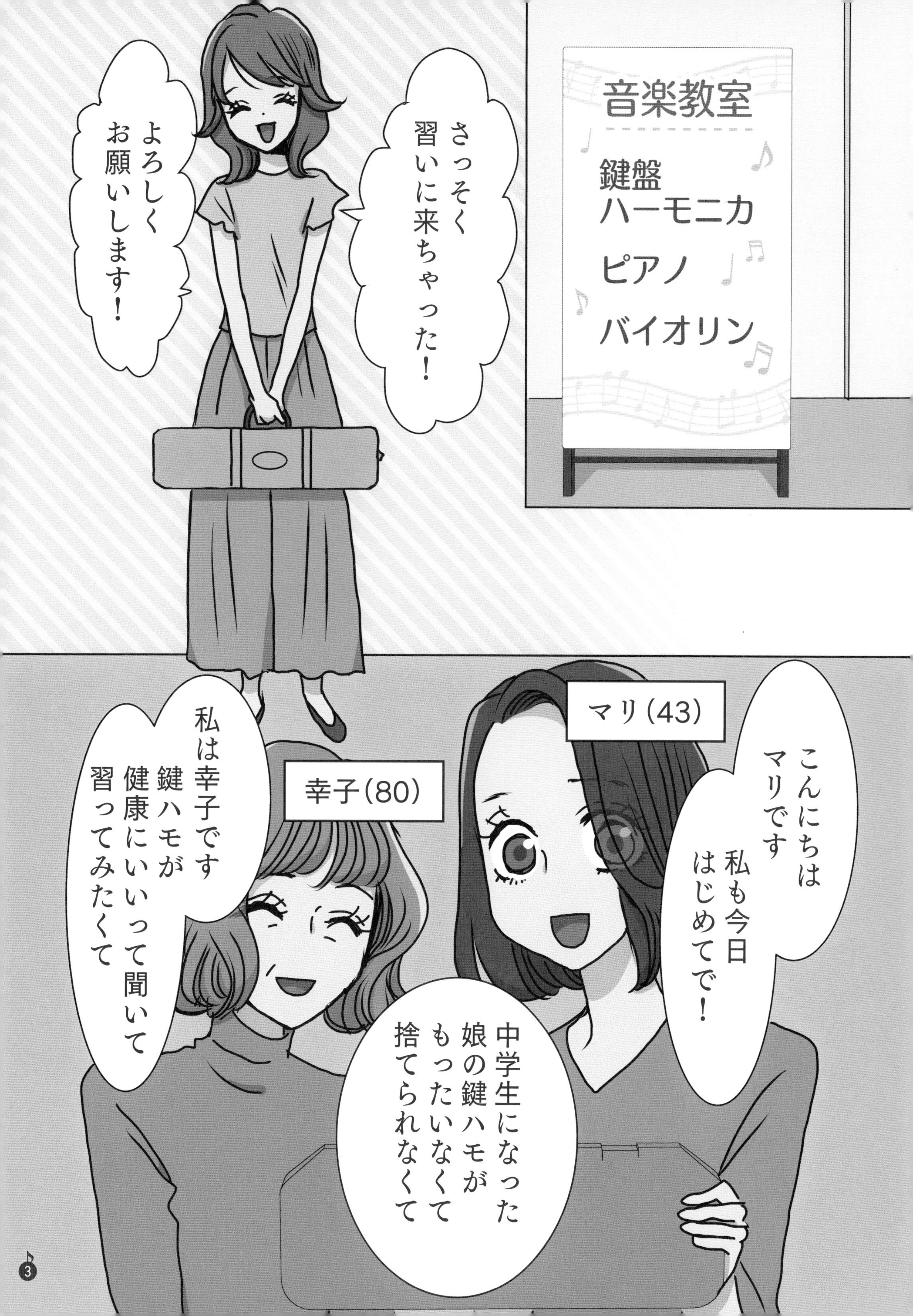
音楽教室
鍵盤
ハーモニカ
ピアノ
バイオリン
さっそく
習いに来ちゃった！
よろしく
お願いします！
マリ(43)
幸子(80)
こんにちは
マリです
私も今日
はじめてで！
私は幸子です
鍵ハモが
健康にいいって聞いて
習ってみたくて
中学生になった
娘の鍵ハモが
もったいなくて
捨てられなくて

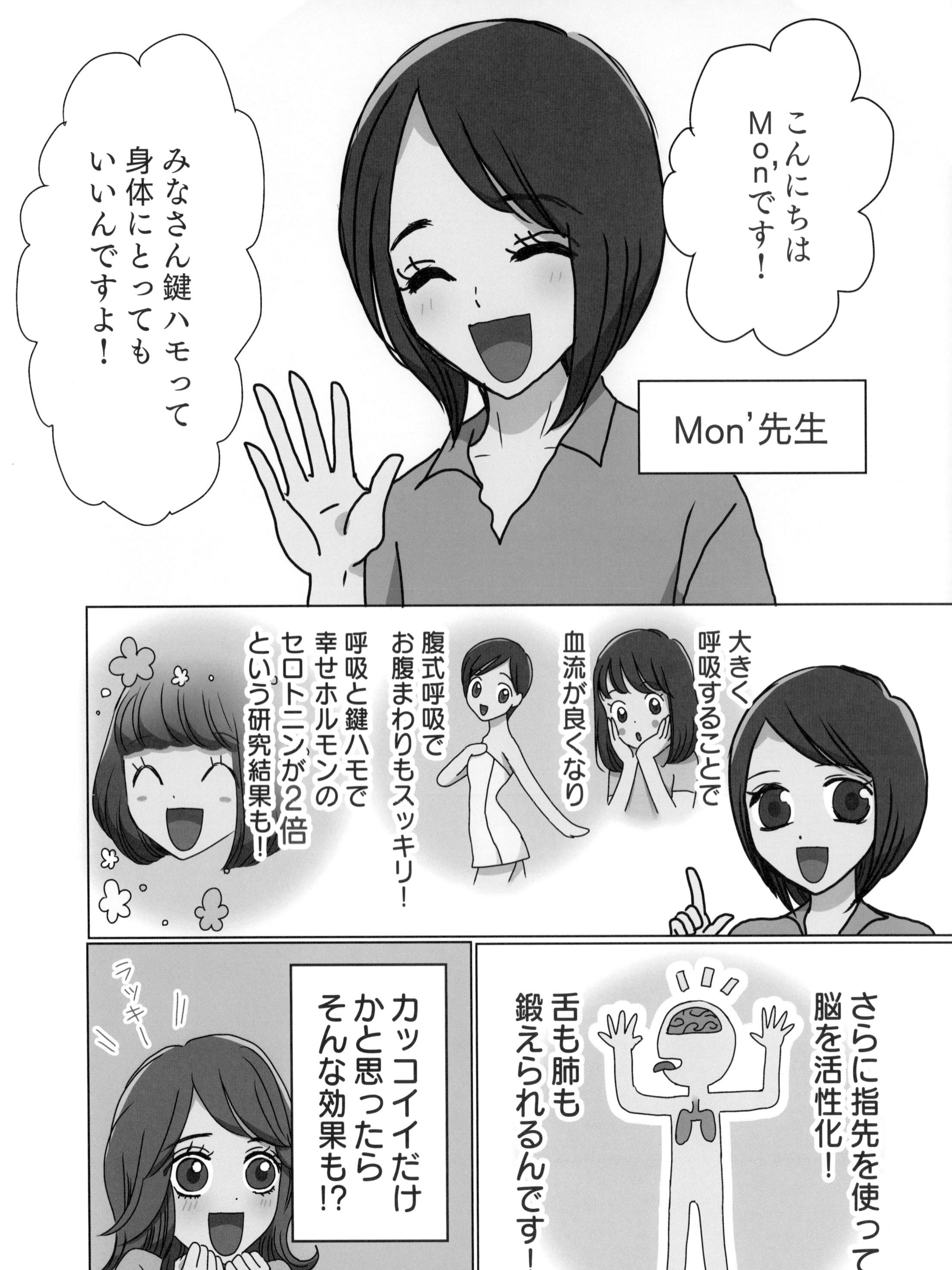
こんにちは
Mon'です!
Mon'先生
みなさん鍵ハモって
身体にとってもいいんですよ!
大きく
呼吸することで
血流が良くなり
腹式呼吸で
お腹まわりもスッキリ!
呼吸と鍵ハモで
幸せホルモンの
セロトニンが2倍
という研究結果も!

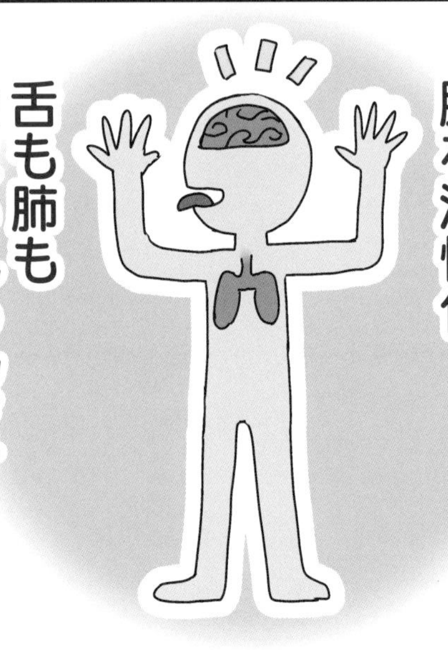
さらに指先を使って
脳を活性化!
舌も肺も
鍛えられるんです!

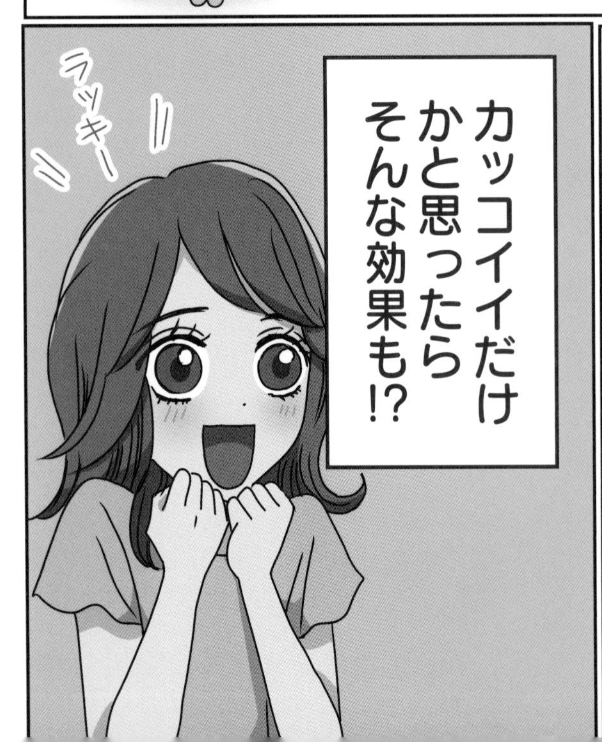
カッコイイだけ
かと思ったら
そんな効果も!?
ラッキー

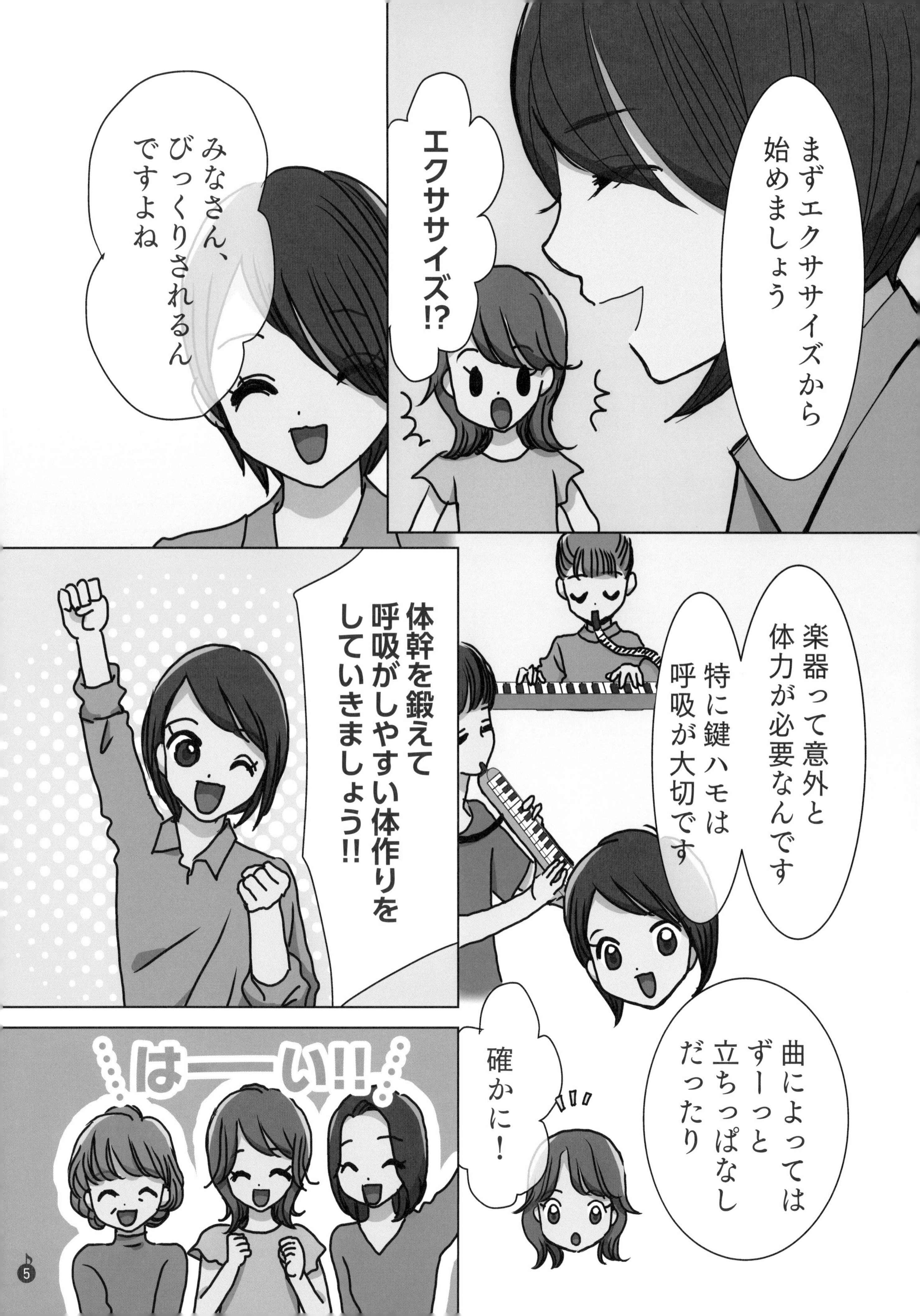
まずエクササイズから始めましょう
エクササイズ!?
みなさん、びっくりされるんですよね
楽器って意外と体力が必要なんです
特に鍵ハモは呼吸が大切です
体幹を鍛えて呼吸がしやすい体作りをしていきましょう!!
曲によってはずーっと立ちっぱなしだったり
確かに!
はーい!!

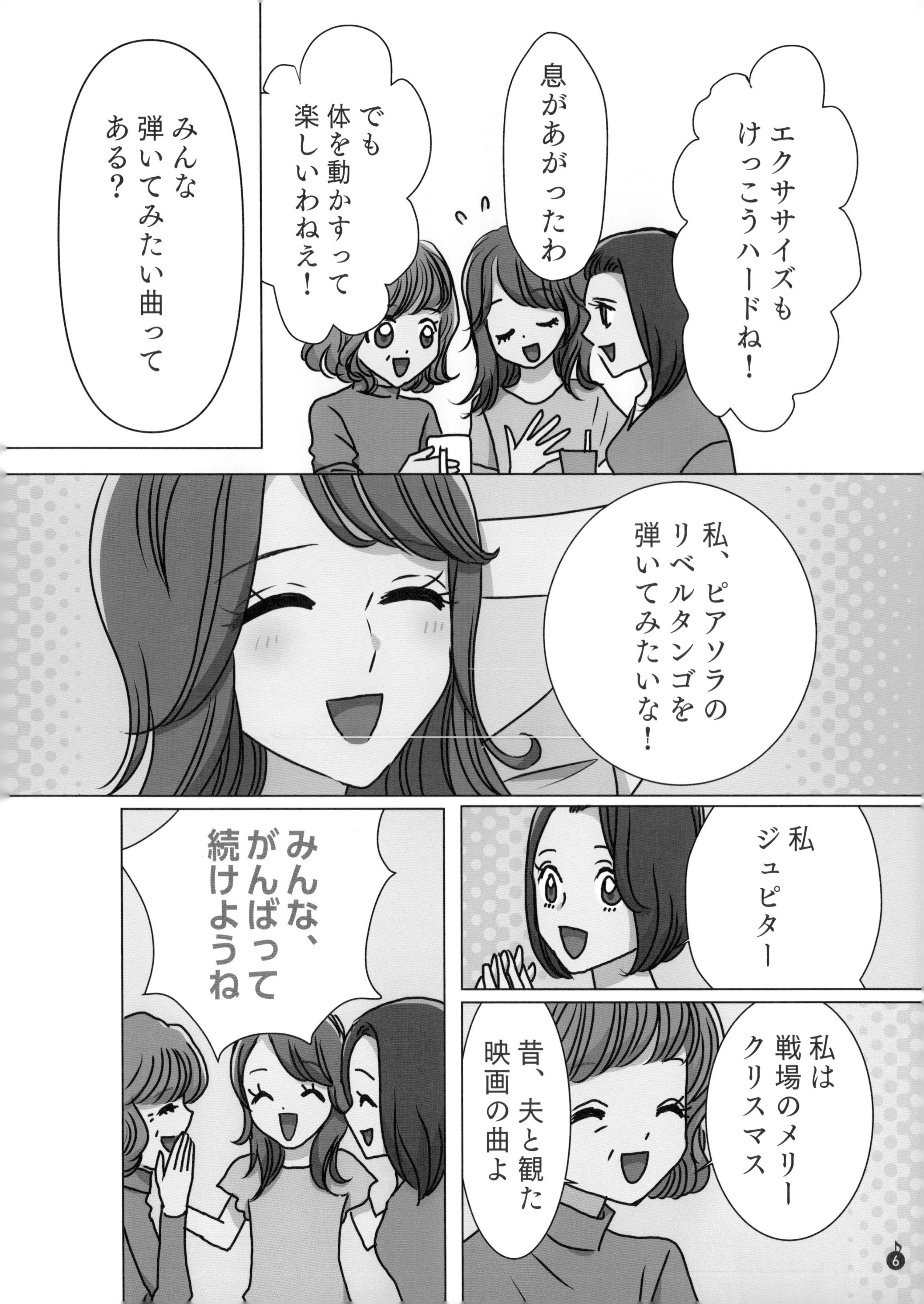
エクササイズもけっこうハードね！
息があがったわ
でも体を動かすって楽しいわねえ！
みんな弾いてみたい曲ってある？
私、ピアソラのリベルタンゴを弾いてみたいな！
私ジュピター
私は戦場のメリークリスマス
昔、夫と観た映画の曲よ
みんな、がんばって続けようね

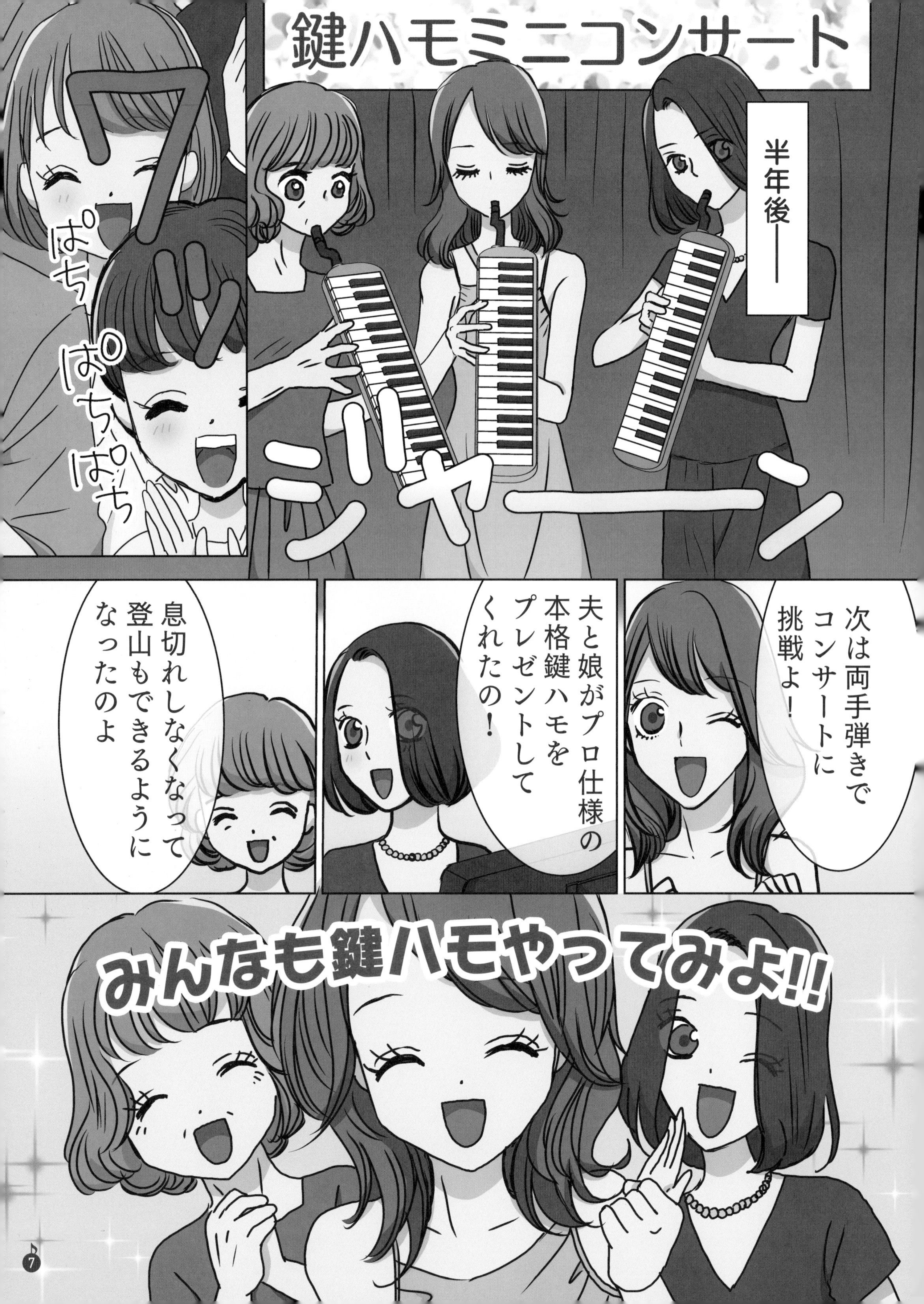

鍵ハモミニコンサート
半年後――
ミャーーン
パチパチパチパチ
次は両手弾きでコンサートに挑戦よ！
夫と娘がプロ仕様の本格鍵ハモをプレゼントしてくれたの！
息切れしなくなって登山もできるようになったのよ
みんなも鍵ハモやってみよ!!

# 鍵ハモ Lesson Contents



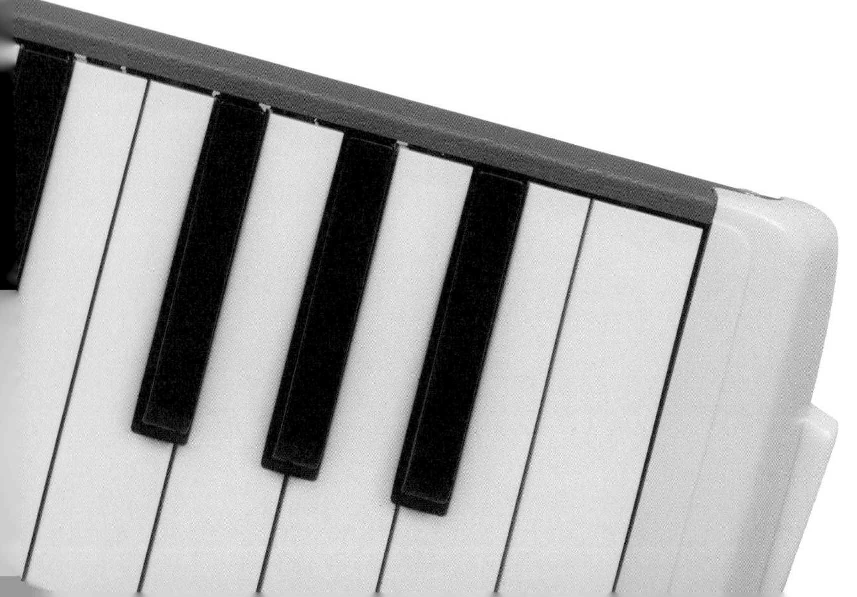

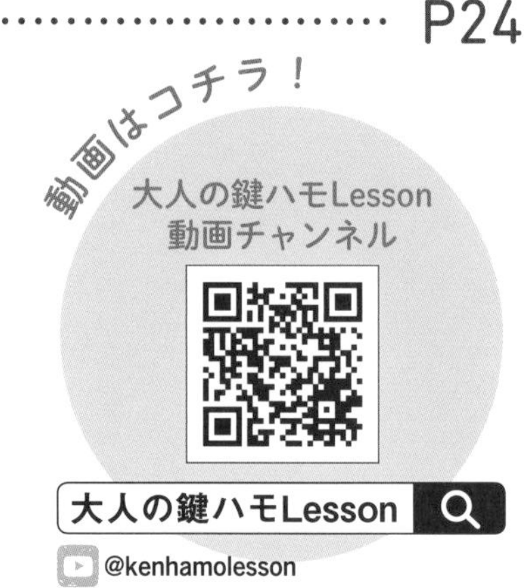


@kenhamolesson
YouTubeチャンネル登録をしておくと便利です。

＼ SNSはこちら！ ／

大人の鍵ハモLesson SNS

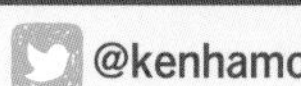
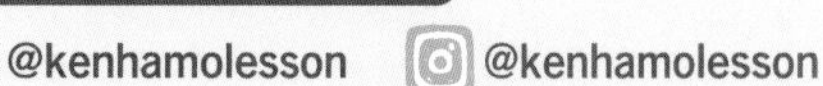

一緒に鍵ハモを始めましょう!

## 全てできれば鍵ハモマスター!



この本はスマホ・PC・テレビなどインターネットにつながる環境があるとより楽しめます。

Let's Kenhamo Lesson!

# 注目され始めているけれど…

## そもそも鍵ハモって

鍵盤ハーモニカ

### 鍵盤ハーモニカの歴史

息を入れてリードを鳴らして演奏する鍵盤楽器は、イギリスの物理学者チャールズ・ホイートストンが1829年に発明した「シンフォニウム」などがありました。そこから様々な開発が行われ、1950年代にドイツのホーナー社が鍵盤ふうにボタンを並べた「メロディカ」を開発。そして今の鍵盤ハーモニカに近い楽器「クラヴィエッタ」が作られました。

### その頃日本では…

音楽教育ではオルガンやハーモニカなどが使われていました。しかし1950年代当時、子供が増え続け高価なオルガンを生徒数揃えるのが困難でした。またハーモニカは比較的購入しやすいものの音階や演奏法の指導が難しいという問題がありました。そこでそれらを解決し子供たち全員が触れることができるようにと生まれたのが「鍵盤ハーモニカ」だったのです。

Point 血行促進

Point 脳の活性化

Point 口角が上がる

Point 深い呼吸で精神安定

が期待できる!!

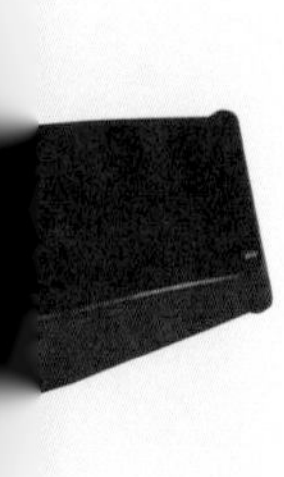

鍵盤ハーモニカは誰もが一度は触れたことがある楽器ですが、そうなったのは1960年代、小学校の教育楽器として取り上げられ、学校教育の現場で使われるようになったことが大きかったといえます。

鍵盤ハーモニカは、吹奏楽器と鍵盤楽器の特徴を併せ持った貴重な存在です。息を吹き込んで鍵盤を押さえれば音を出せるので簡単なメロディーは誰でもすぐに弾くことができ、また吹奏楽器でもあるので、息によって1音1音に表情をつけて歌うように演奏できます。その奥深さと可能性の広がりによって、鍵盤ハーモニカは、教育現場ではもちろん、プロのミュージシャンなども演奏に使用しています。また、現在その魅力が見直され、世界中にブームが巻き起こっています。

さらに昨今の〝健康ブーム〟で、鍵盤ハーモニカは呼吸を使って音楽表現をすることから、楽しく演奏しながら、正しい呼吸法で心と身体を健やかにしていくという「健康法」の観点でも注目が集まっています。

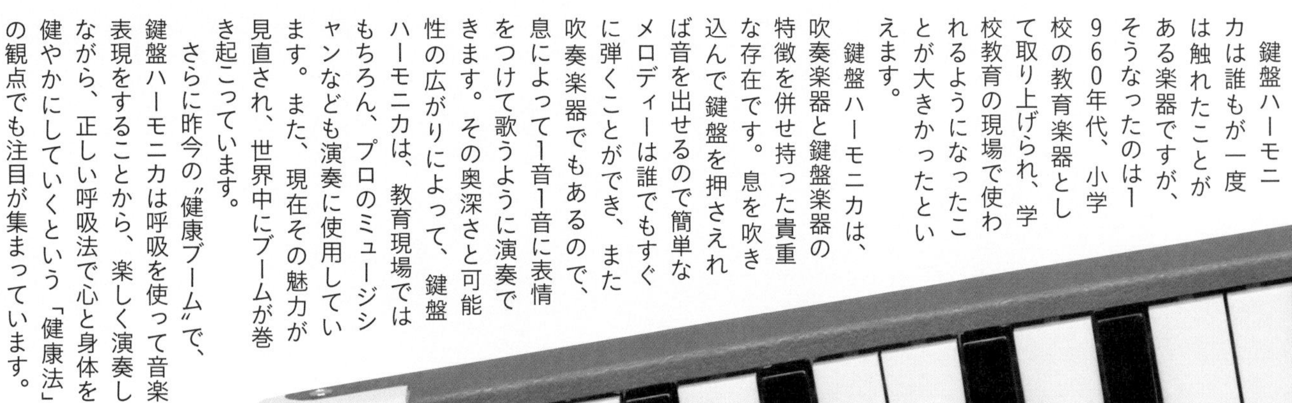


## 鍵ハモでいろんな効果

- Point 自律神経が整う
- Point お腹まわりスッキリ
- Point 姿勢が綺麗になる
- Point 疲労回復
- Point 持久力がつく

一緒に「なんとなく不調」をなくしましょう！

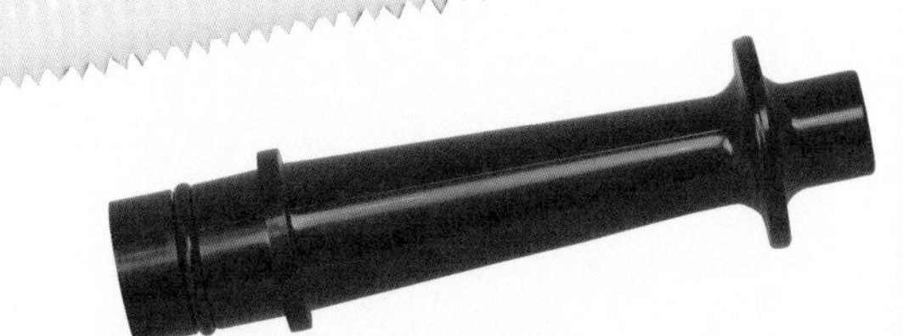

昔使ってたものから
オトナなデザインまで！

# KENHAMO 鍵盤ハーモニカカタログ CATALOG

鍵盤ハーモニカを子供の楽器だと思っていませんか？　大人向けのおしゃれな鍵ハモ、おすすめの鍵ハモをご紹介します。

## 多彩な鍵ハモの種類

小学生の頃に使っていた鍵盤ハーモニカは、多くの人にとって一度は吹いたことがある身近な楽器ですよね。ピアニカやメロディオン、メロディピアノなど、様々な名称がありますが、これらは全てメーカーの商標名。つまり、全て「鍵盤ハーモニカ」という同じ楽器なのです。電源不要かつコンパクトで持ち運びも簡単な鍵盤ハーモニカは、子供の頃の経験から親しみやすく、気軽に演奏できることから大人の間でも人気になりつつあります。大人向けの鍵盤ハーモニカは見た目もおしゃれで、音色も柔らかなもの、クリアなものなど幅広いバリエーションが各ブランドから展開されています。家に眠っている鍵盤ハーモニカで始めてみて、上手くなってきたら改めて大人向けのおしゃれなモデルに切り替えてみてはいかがでしょうか。

あなたはなんて呼んでいた？

# メロディオン or ピアニカ

鍵ハモはメーカーによって
名称が異なります。
子供のころ、あなたは
何と呼んでいましたか？

SUZUKI

### MXA-32G
### メロディオン アルト

幼稚園の音楽の時間や、小学校の音楽の授業などで幅広く使われているアルト音域の鍵ハモです。メロディオンという名前で鍵盤ハーモニカを呼んでいた人もいるのでは？

**本体**：420×100×45mm
**税込価格**：￥6,930（本体￥6,300）

YAMAHA

### P-32E ピアニカ

明るく豊かな音量が特徴の鍵盤ハーモニカで、幼稚園や小学校などで多く利用されています。鍵ハモをピアニカという名前で憶えている人も多いかもしれませんね。

**本体**：425×96×49mm
**税込価格**：￥7,260（本体￥6,600）

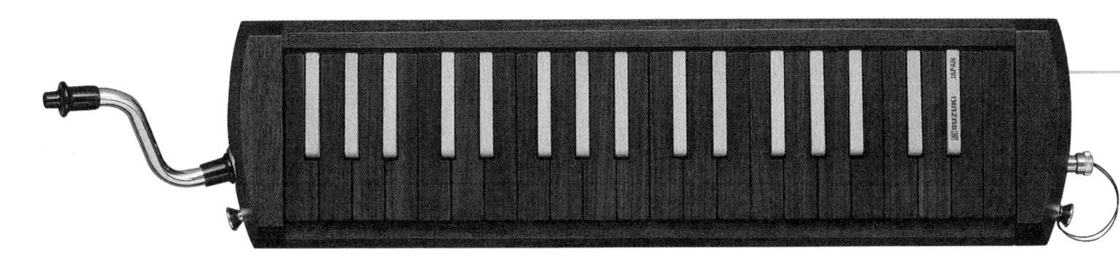

SUZUKI

## W-37 木製鍵盤ハーモニカ アルト

W-37はアーティストの声を元に開発した、今までの鍵盤ハーモニカとは異なる個性を持つ、木製カバーのモデル。クラシックやミュゼット、ジャズといった繊細な音表現が求められる楽曲においても、他の楽器と調和する柔らかな音色を目指した、きちんと主張しながらも柔らかい音が特徴です。

**本体：502×128×65mm**
**価格：オープンプライス**
※受注生産品

SUZUKI

## HAMMOND PRO-44Hv2
世界初鍵盤ハーモニカ44Key＋エレアコモデル

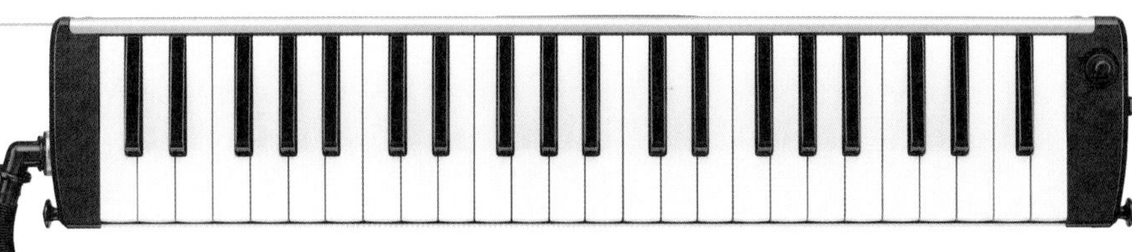

ハモンドとスズキメロディオンとのコラボレーションにより誕生したピックアップマイク内蔵のエレアコモデル。中高音の特性が高く、アンプにつなげた際のサウンドがクリアで自然な音となり、演奏表現をリアルに伝えます。

**本体：563×106×52mm**
**価格：オープンプライス**

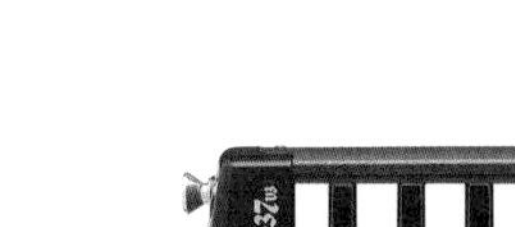

SUZUKI

## PRO-37V3
メロディオン アルト 上位モデル

吹く息の強弱に敏感に反応するテーパーリードを採用し、高度なテクニックにも応えてくれる37鍵鍵盤ハーモニカの上位モデルです。

**本体：500×110×65mm**
**価格：オープンプライス**

SUZUKI

## HAMMOND PRO-24B
## メロディオンバス

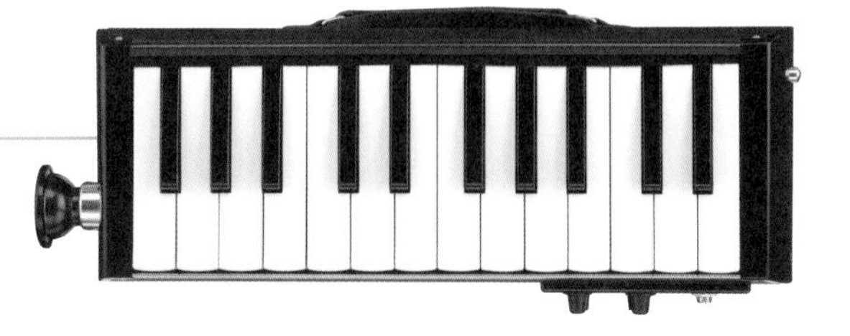

ピックアップマイクを内蔵した、エレアコモデルのバス用の鍵盤ハーモニカ。小型ながらも、バックをしっかりと支える力強い低音を奏でられるのが特徴です。

**本体：300×130×72mm**
**税込価格：￥35,200**
**（本体￥32,000）**

SUZUKI

## S-32C
## メロディオン ソプラノ

はりのある澄んだひびきで、器楽合奏やアンサンブルの高音域を担当します。合奏全体にメリハリをつけるのに効果的です。

**本体：430×100×50mm**
**税込価格：￥7,700**
**（本体￥7,000）**

YAMAHA

## P-37E
## 大人のピアニカ

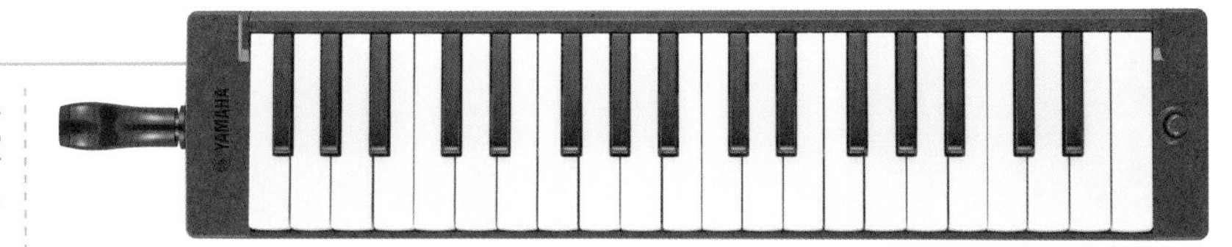

洗練されたデザインに加え、息を吹き込むだけで歌うように演奏ができる大人向けのピアニカ。カラーバリエーションと音色も特徴があり、その時の気分で使い分けするのがおすすめです。

**本体：483×104×50mm**
**価格：オープン価格**

▶ 動画でも鍵ハモがアツい!!

# YouTubeで見る！ 鍵ハモ奏者

今回この本の著者でもあるMon'先生をはじめ、YouTubeには様々な鍵ハモ奏者の方が
素敵な動画をアップしています。そのなかから、注目の奏者をピックアップしてご紹介いたします。

## 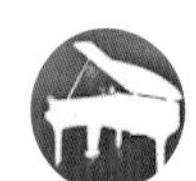 Mon DesignNeT

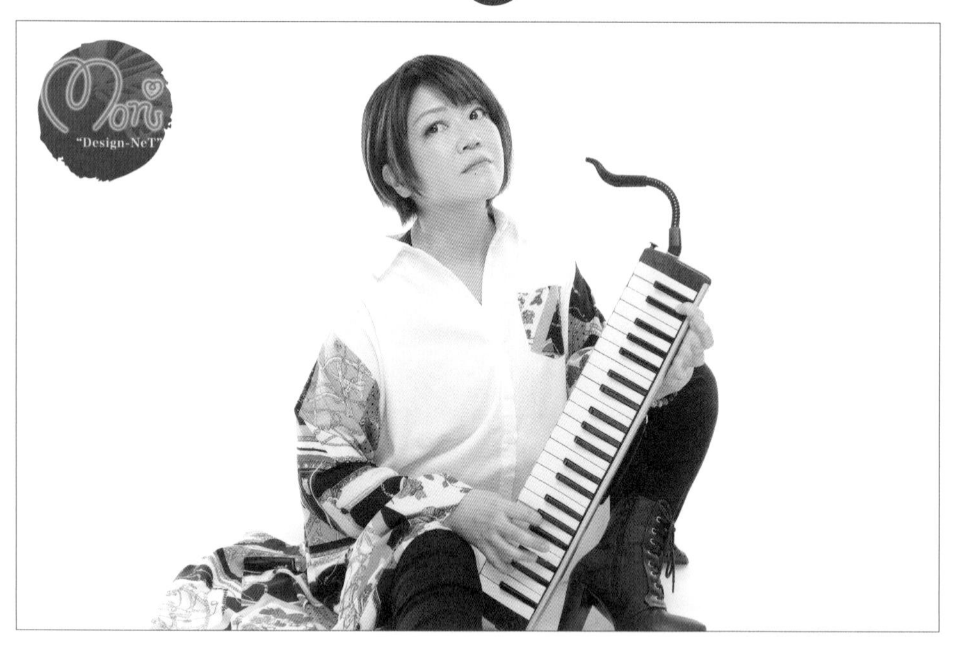


### | PROFILE |

**Mon"Design-NeT"**
（もん）

広島市出身。ピアノ・鍵盤ハーモニカ演奏家・作曲・編曲家。ミュージシャンに限らず、役者やダンサー、美術家など様々なアーティストと共演、自らの脚本演出で舞台興行を行う。坂東鼓登治率いる日本舞踊超流派公演にて能舞台や国立劇場でのピアノ演奏を実現。ネットラジオにて自身の番組「Sweet Swing Design-NeT」を開始し、芸術家との輪を広げる。現在「HALE to KE～ハレとケ～」にて二胡+鍵盤+津軽三味線+TAPの編成で"世界を一つに体感できる唯一無二のサウンド"を国内外に届け続けている。

### | Movie |

【MV】Rain Tree ■HALE to KE
（二胡 × ケンハモ ×
津軽三味線 × TAP）

動画はコチラから

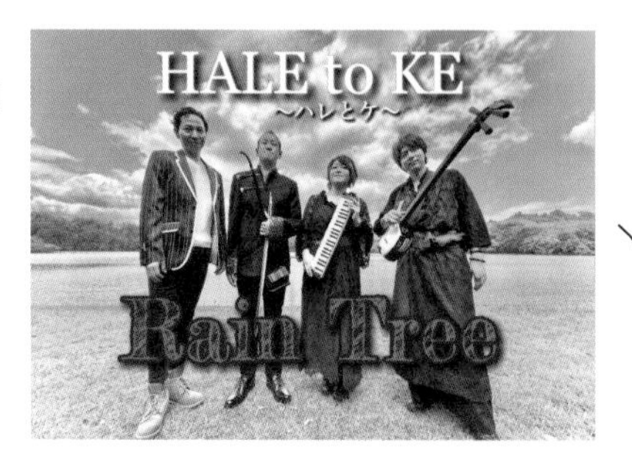


鞆（とも）の浦から望む太古の自然が残る美しい島々を想い綴った楽曲。織りなす水の流れ、木々の精の歌声、風の響き、大地を呼び起こす鼓動。HALE to KEのサウンドが届いていきますようにという祈りが込められた、ユニット結成11年目の記念となるMVです。作曲はMon"Design-NeT"、編曲はHALE to KEの寺岡拓士（二胡）、Mon"Design-NeT"（鍵ハモ）、雅勝（津軽三味線）、RONxII（TAP）が担当しています。

鍵盤ハーモニカで"大人の空間"を演出する楽曲を構想。テーマは"お洒落"で"フォーマル"。さらに、TAPと「2人だけで2人以上に聴こえるサウンド」にできたら面白いのではないかと考え、日本屈指のTAPダンサーRONxIIとコラボ。冒頭からの華麗な足さばき、次々と変化するリズムの攻防。Mon"Design-NeT"とRONxIIによる至極のDuoサウンド&パフォーマンスをお楽しみください。

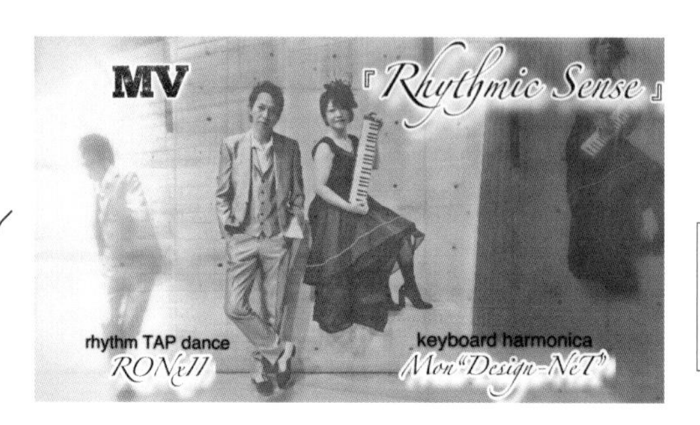


【MV】
鍵盤ハーモニカ×
リズムTAPダンス/
Rhythmic Sense

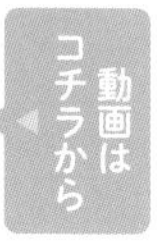
動画はコチラから

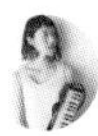

## すがやしおり

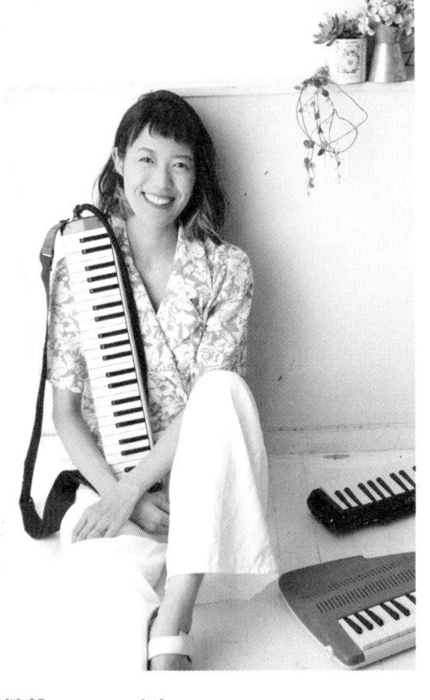

菅谷詩織：ピアニスト・鍵盤ハーモニカ奏者・作編曲家。クラシックベースな感性であらゆるジャンルにおいてコンサート、テレビ、ラジオなどで演奏活動をする傍ら、作曲やアレンジにも力を注ぐ。また、下中拓哉（リコーダー）、内藤晃（ピアノ）と共に「おんがくしつトリオ」としても活動するなど、鍵盤ハーモニカの魅力を広く発信している。

歌を歌うように、息の抑揚がダイレクトに音に反映され、気持ちを細部まで表現してくれる魅力的な楽器です。

チャルダッシュで超絶技巧鍵盤ハーモニカ！

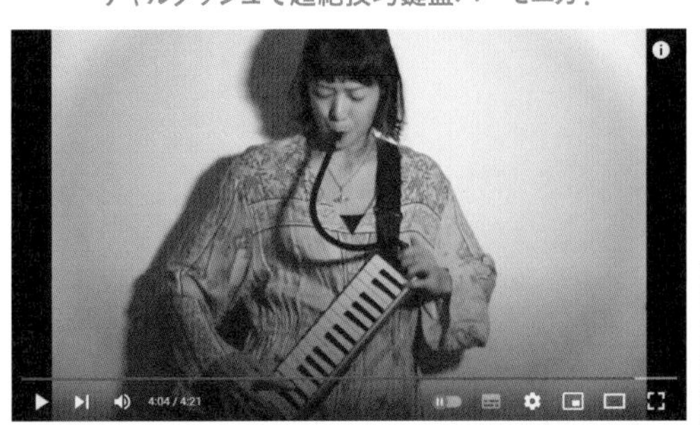

## Cateen かてぃん

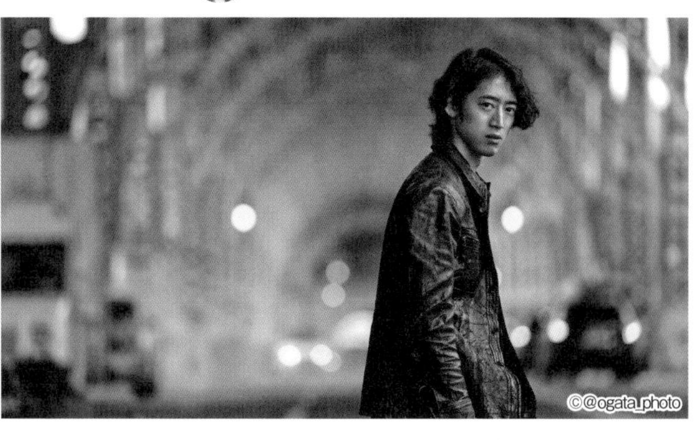


Cateen かてぃん：1995年生まれ。2018年東京大学大学院在学中にピティナ特級グランプリを受賞。これをきっかけに本格的に音楽活動を始める。2021年ショパン国際ピアノコンクールでセミファイナリスト。"Cateen（かてぃん）"名義で活動するYouTubeは登録者数が100万人を突破するなど、新時代のピアニストとして注目を集めている。

一音の中で呼吸によって音量表現ができ、他の鍵盤楽器にはできない表現が可能な魅力的な楽器です。

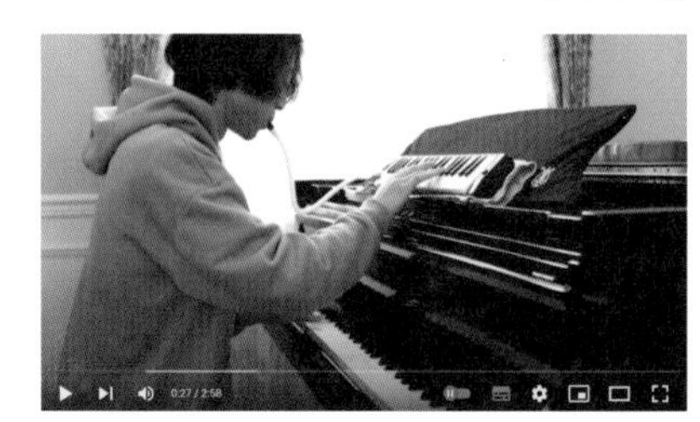

ピアノとピアニカの二重奏
「海の見える街」
（魔女の宅急便）/久石譲
[楽譜付]

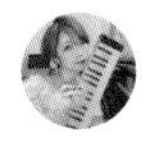

## 鍵盤屋SAEKO

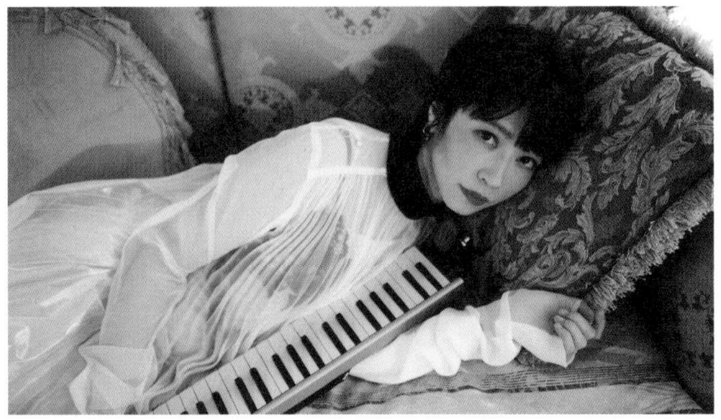

野口紗依子：3歳からピアノを、5歳から作曲を学び始め、幼少期はYAMAHAジュニア専門コースに在籍。日本コロムビアにて営業・宣伝に従事した後、プレイヤーに転身。様々なジャンルのライブサポートや、アレンジ・楽曲制作に携わる他、自身のYouTubeチャンネルでは、いろいろな鍵盤楽器を使用した多彩な演奏動画を発信している。

誰もが知る身近な楽器でありながら、表現の可能性は無限大で、演奏楽曲のジャンルも幅広いのが魅力です。

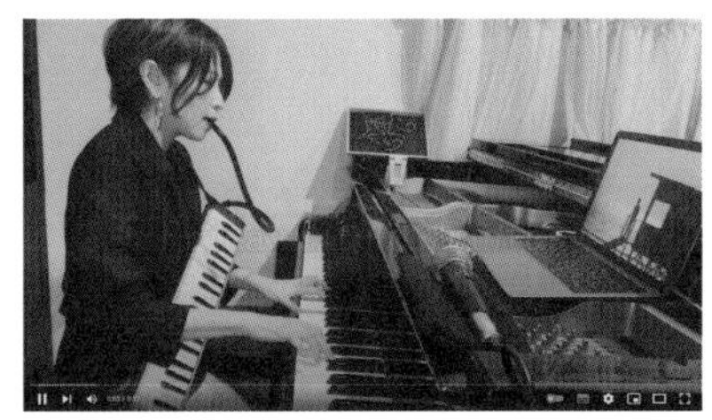

【金曜ロードショー
Friday Night Fantasy】
鍵盤ハーモニカとピアノで弾いてみた
【鍵盤ハーモニカ】【ピアノ】

動画はコチラから

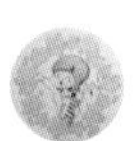

## 祝谷真帆

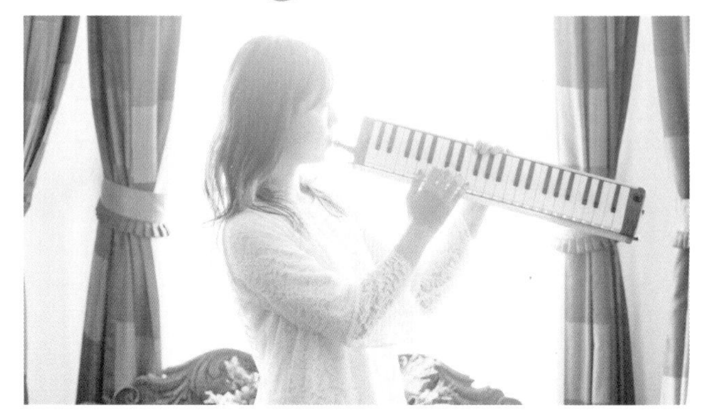

祝谷真帆：鍵盤ハーモニカ奏者。幼少期からクラシックピアノを始め、ビッグバンド、ジャズピアノ、バンド活動等を経て、2015年より鍵盤ハーモニカ奏者として活動開始。現在は3枚のアルバムをリリース。多くの人が知る童謡などをアレンジし鍵ハモの魅力を幅広く伝える。季節に合わせたMV風の鍵ハモ動画なども人気。

鍵ハモは、息を気持ちに合わせて自分の感情を細かく表現でき、音色が歌声のように聴こえてくる楽器です。

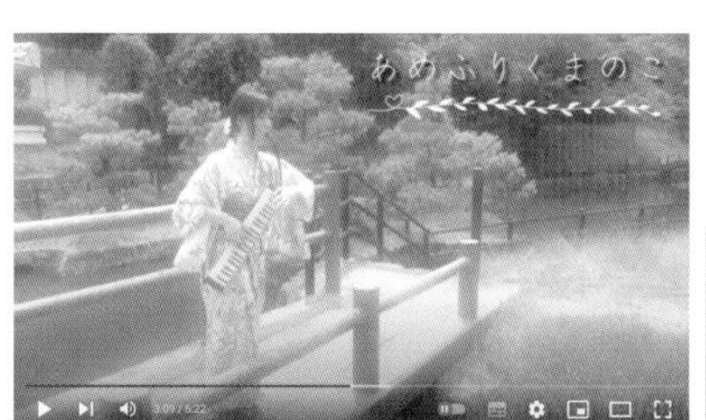


《夏の童謡メドレー MV》
うみ～茶摘み～あめふりくまのこ～夏の思い出～椰子の実（鍵盤ハーモニカ）

動画はコチラから

# 鍵ハモ演奏の6大効果

鍵ハモには、演奏することが楽しいというだけでなく、多彩な健康効果もあります。セロトニン分泌量の増加、指先を動かすことによる老化防止など、鍵ハモの有益な効果を見ていきましょう。

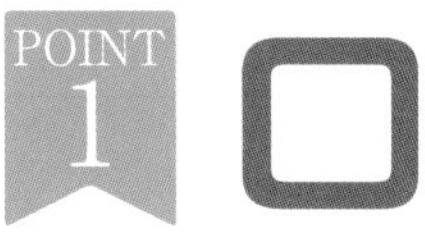

## POINT 1 口

口輪筋が鍛えられ口角が上がる。

頬筋を使うので頬が引き締められる。

口呼吸が改善される。

## POINT 2 手（指）

脳が活性化（指は第二の脳）。

集中力がアップ。

指の動きがよくなっていく。

## POINT 3 呼吸

酸素を取り込むことで血行が良くなる。

深い呼吸で精神が安定し自律神経が整う。

脳に酸素が行き渡りスッキリする。

## POINT 4 脳（セロトニン）

詳しくは
→P18-19へ

セロトニンが分泌される。

ストレスが解消され、リラックス効果。

精神が安定。自律神経のバランスが整う。

## POINT 5 舌

唾液腺が刺激され唾液がよく分泌されるようになる。

喉奥の筋肉が刺激され二重顎やたるみ浮腫が改善。

誤嚥（ごえん）防止効果。

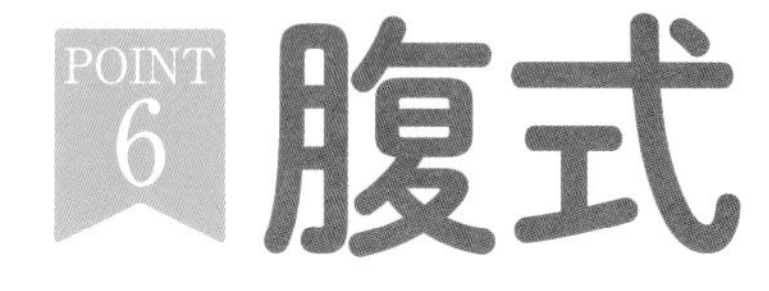

## POINT 6 腹式

深い呼吸で精神が安定する。自律神経が整う。（→P18-19）

血行が良くなり、こりや冷えが改善。

体幹が鍛えられ代謝がアップしてダイエット効果。（→P20-23）

お腹まわりがスッキリする。

内臓の働きが活性化。

セロトニンの
分泌量が増えると
ストレスの軽減に
つながります

## “セロトニンって？”

幸せホルモンとも呼ばれるセロトニンは脳内で働く神経伝達物質のひとつです。心と身体を安定させ、幸せを感じやすくする働きを持つといわれています。また、寝起きをすっきりとさせる働きを持っているともいわれています。

日光を浴びる、呼吸、運動などでセロトニンの分泌が促されます

寝起きをすっきりとさせ、日中も体を活動的な状態にしてくれます

抗重力筋に働きかけ、姿勢を保つ効果があるともされています

## “現代人は呼吸が浅い傾向にある”

現代人は呼吸が浅くなる傾向にあるといわれています。呼吸が浅くなる原因は、主に「姿勢」です。背中を丸めた状態だと、肺を取り囲む胸郭まわりの筋肉の動きが悪くなってしまうためです。スマートフォンを見る時に、思わずうつむき姿勢などになっていませんか？

## “呼吸と自律神経の関係”

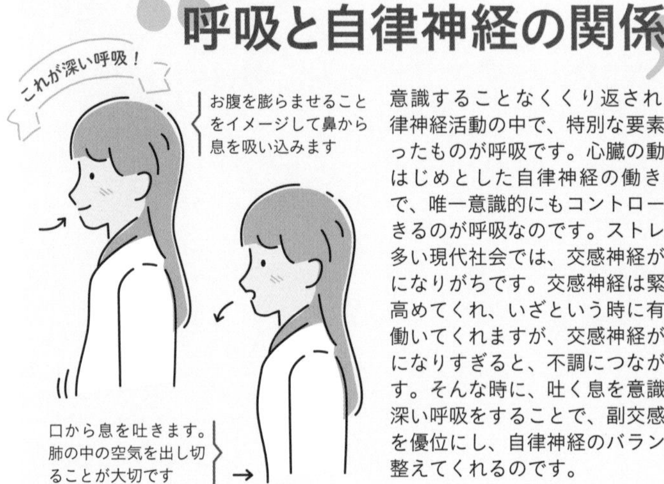


意識することなくくり返される自律神経活動の中で、特別な要素を持ったものが呼吸です。心臓の動きをはじめとした自律神経の働きの中で、唯一意識的にもコントロールできるのが呼吸なのです。ストレスの多い現代社会では、交感神経が優位になりがちです。交感神経は緊張を高めてくれ、いざという時に有効に働いてくれますが、交感神経が優位になりすぎると、不調につながります。そんな時に、吐く息を意識した深い呼吸をすることで、副交感神経を優位にし、自律神経のバランスを整えてくれるのです。

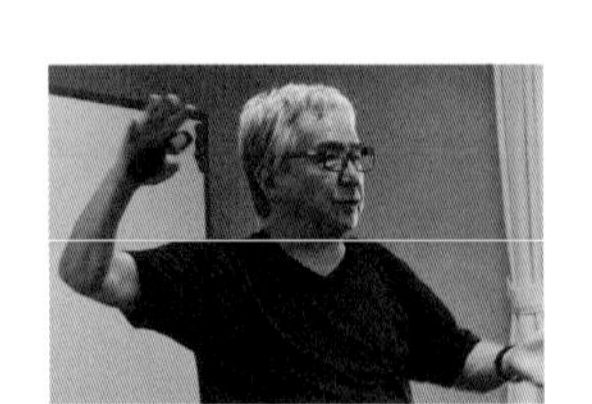

音楽呼吸@総研代表・
音楽呼吸アカデミー代表
**宮浦 清**先生

音楽を通して呼吸法を学ぶ呼吸メソッド「音楽呼吸法」の創案者。作曲家。サキソフォニスト。自由学園、国際基督教大学卒業、1978～1980年バークリー音楽大学（作編曲専攻）。

#幸せホルモン
#セロ活

### 自律神経を整える

# 呼吸とセロトニンの深～いカンケイ

**自律神経を整える、幸せホルモンともいわれる「セロトニン」。実はこのセロトニンの増加に、呼吸が大きな役割を果たしていることをご存じですか？**

## 鍵ハモ×セロトニン

現代人は呼吸が浅くなる傾向があり、呼吸が浅くなると全身に新鮮な酸素が行き渡らなくなることで、健康に悪影響を与えます。それによる影響が大きいのが脳です。副交感神経がスムーズに働かないことで、ホルモンや免疫の働きが低下し、自律神経に影響を及ぼしストレスを増加させてしまうといわれています。それを防ぐためには、深い呼吸、つまり腹式呼吸で副交感神経の働きを高め、幸せホルモンといわれるセロトニンの分泌を増やすことが効果的です。

ストレスの多い現代社会で近年セロトニンへの注目が集まり、セロトニンを活性化させ、分泌量を増やすための活動、通称「セロ活」が話題になっています。この「セロ活」の一環として、鍵盤ハーモニカが注目されているのです。では、なぜ鍵盤ハーモニカが「セロ活」の一環として注目されているのでしょうか。

まず、鍵盤ハーモニカは、見た目通りピアノなどと同じ鍵盤楽器であると同時に、クラリネットなどと同じ吹奏楽器でもあります。「吹かなければ音が出ない」楽器であり、つまり「呼吸」が大きく関わってくる楽器なのです。先述の通り、深い呼吸、腹式呼吸にはセロトニンの分泌を促す効果があります。鍵盤ハーモニカを演奏する上で、腹式呼吸を身につけることは必要不可欠です。つまり、鍵盤ハーモニカを演奏できるようになることで、自然と腹式呼吸を身につけることができるということでもあります。

「それならば他の吹奏楽器でも同じではないか」と思われる方もいらっしゃるかもしれません。事実、鍵盤ハーモニカ以外の吹奏楽器を自在に演奏す

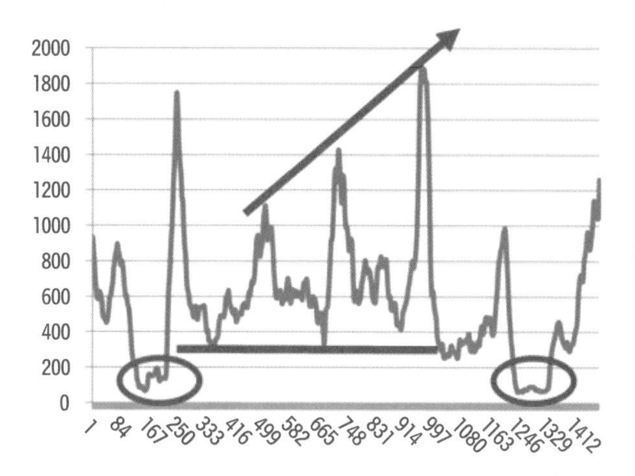


上図は縦軸がセロトニン発生量、横軸が時間経過を表したグラフです。赤丸がそれぞれ発生開始時、終了時の数値です。平常時と比べ、セロトニン分泌量の上限値が増加していることがわかります。

## “鍵ハモ×呼吸の力＝セロ活”

音楽×呼吸でセロトニンがこんなに増える！

鍵盤ハーモニカは腹式呼吸を身につけられるほか、音楽を奏でることでより多くのセロトニンの分泌を促す効果があることが証明されています。左図は、鍵盤ハーモニカを用いたセロトニン発生の比較を行ったグラフです。

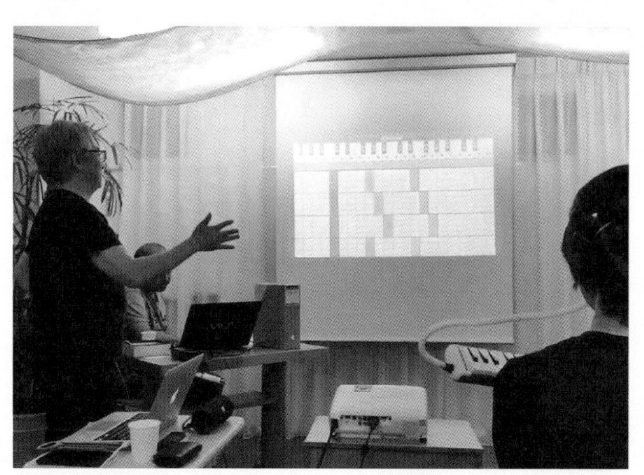

鍵ハモを演奏することで、セロトニンの分泌量はさらに増加します。鍵ハモは自然に深い呼吸をすることができる楽器であり、始めるのも簡単で、セロ活に最適な楽器のひとつであるといえます。

見る
演奏する時、鍵盤や楽譜を見るために視覚が働いています
聴く
自分が吹いた音、伴奏の音などを意識するため、聴覚が刺激されます
指を動かす
鍵盤を押さえる細やかな指運びは脳の働きを活性化させてくれます
舌を使って息を調整する
タンギング（P32参照）で舌を動かすので、口腔機能向上にもつながるとされています
腹式呼吸を意識する
鍵ハモの音を安定させるためには、腹式呼吸を意識する必要があります

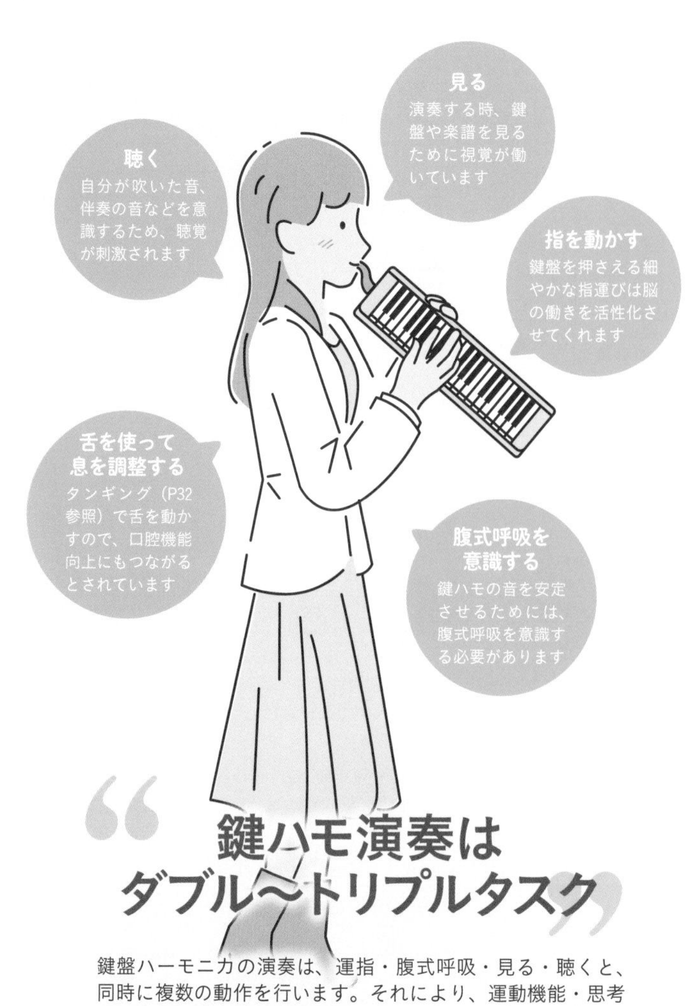

セロトニン足りてる？？ CHECK LIST

- ☐ ストレスを感じやすい
- ☐ イライラが増えた
- ☐ やる気が起きない
- ☐ 頭が重い
- ☐ 落ち込みやすい
- ☐ 寝つきが悪い

／ 1つでも当てはまったらセロトニン不足かも！ ＼

## “鍵ハモ演奏はダブル〜トリプルタスク”

鍵盤ハーモニカの演奏は、運指・腹式呼吸・見る・聴くと、同時に複数の動作を行います。それにより、運動機能・思考機能を司る前頭葉が刺激されます。結果、脳の血流が増加し活性化され、認知症予防につながるといわれています。

るためには、当然腹式呼吸を身につける必要があります。つまり、鍵盤ハーモニカと同様の効果を得られるわけです。しかし、「楽器を始める」というハードルがここで立ちふさがります。これまで音楽に触れてこなかった人にとって、楽器を始めるというのは意外なほどハードルが高い行為です。「安くはない楽器を購入する」「楽譜を読めない」「続けられる自信がない」。セロトニン増加のために吹奏楽器を始めよう、と考えることをためらわせる要素はたくさんあります。しかし、鍵盤ハーモニカならばどうでしょうか。

ピアニカやメロディオンと呼ばれる楽器に、多くの人は小学生の頃、一度は触れたことがあるのではないでしょうか。鍵盤ハーモニカは小学校の授業で取り入れられるほど楽器としてはリーズナブルで、小学生でも曲が弾けるほどに簡単です。始めやすさという点で、鍵盤ハーモニカほど身近な楽器はほかにないでしょう。

また、腹式呼吸を身につけられるだけでなく、音楽レクリエーションを通して脳内のセロトニンの分泌が増加することも実証されています。音楽の力と、呼吸の力。そのふたつをかけ合わせることで、より多くのセロトニンを生み出すことができるのです。これを「音楽呼吸法」といいます。

音楽呼吸法を実施するにあたって優れた楽器である鍵盤ハーモニカは、音楽を楽しむことができ、健康効果に優れた楽器だといえます。鍵盤を叩けば決まった音が出るというのは、これまで音楽に接してこなかった人にも馴染みやすいですし、演奏できるようになる期間も他の楽器に比べれば短くて済みます。子供の頃に楽しんだ音楽を、健康を意識する大人になった今、もう一度楽しんでみてはいかがでしょうか。

# 動画でわかる！鍵ハモエクササイズ

鍵ハモの演奏前にストレッチを取り入れると、健康効果の向上や呼吸しやすくなることが期待されます。ぜひ実践してみてください。

Let's try!!

## 01 腹式呼吸

動画では 00:25〜

1 椅子の半分くらいのところに座り、足をしっかり床につきます。

2 おへその少し下"丹田"を両手で触りましょう。

3 鍵ハモのタンギング（P32参照）"tu＝トゥ"を声を出さず息だけで10秒かけて吐き切っていきます。

4 吐き切ったらゆっくり鼻から息を吸います。

★3→4を4回繰り返します

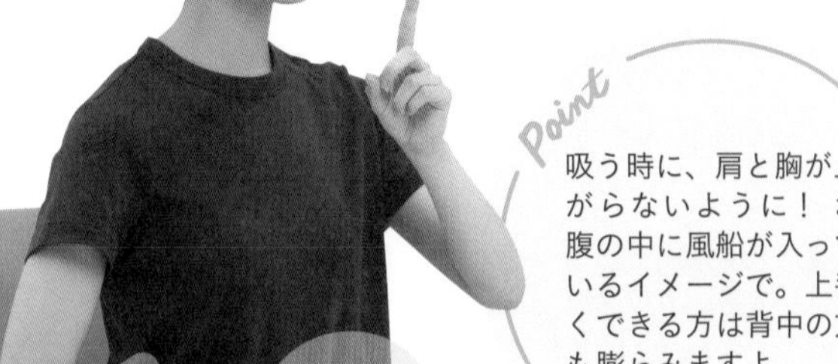


Point
吸う時に、肩と胸が上がらないように！ お腹の中に風船が入っているイメージで。上手くできる方は背中の方も膨らみますよ。

Point
腰の少し下（丹田の真後ろ）をキュッと押すと、丹田にクッと力が入ります。その状態から始めます。

## 02 上半身

動画では 02:59〜

先ずは身体をほぐしていきます。
「これから動くよ！」というのを
身体に伝えていきます。
リンパの流れも良くなっていくので
しっかりほぐしていきましょう。

1
**首**
1 前後（30秒）
2 右左（30秒）

2
**腰**
回す（30秒）

3
**全身**
回す（30秒）

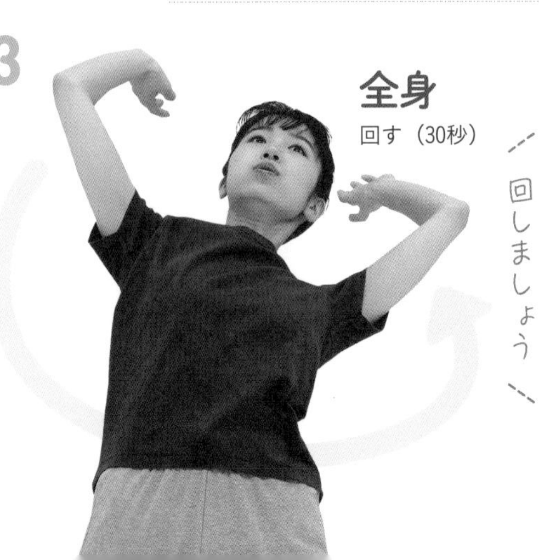


YouTube動画はこちらから

大人の鍵ハモLesson

@kenhamolesson

YouTubeチャンネル登録をしておくと便利です。

## 肩甲骨まわり

1 後前（繰り返しながら30秒）
2 肩回し：後ろ（30秒）

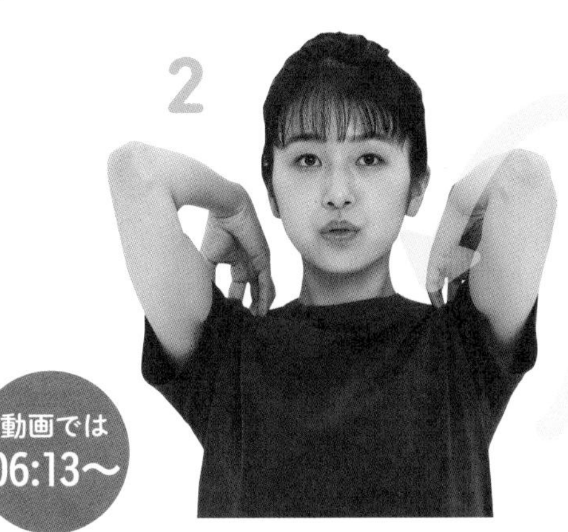

## 03 肩甲骨・腕・手首・指

次に肩甲骨、腕、手首、指をほぐしていきます。
楽器を演奏するにあたり肩や
腕をほぐしておくことはとても大切です。

動画では
06:13〜

## 腕まわり

1 腕伸ばし：左右（30秒ずつ）
2 二の腕伸ばし：左右（30秒ずつ）

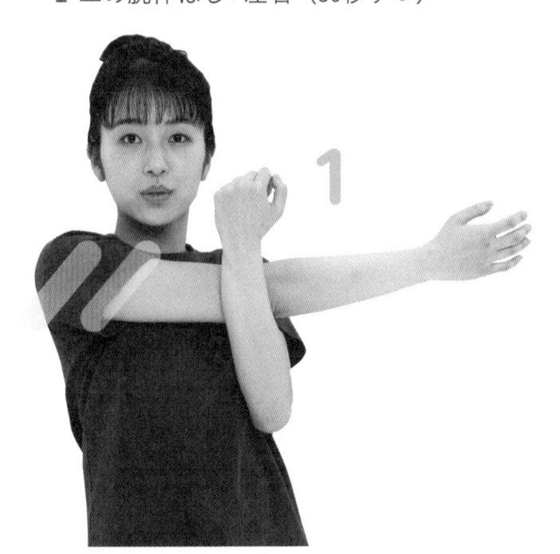

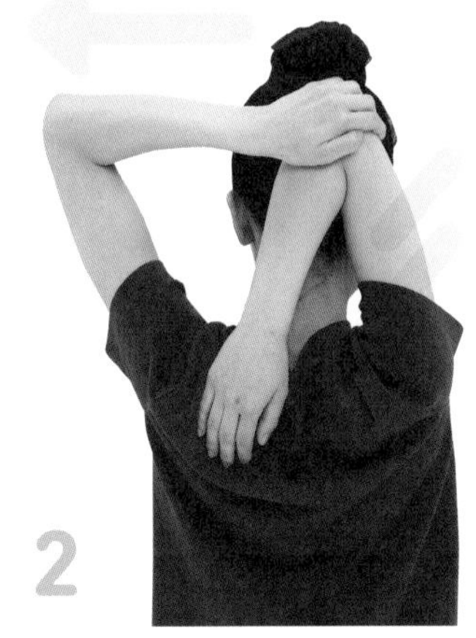

## 手先まわり

1 手首伸ばし：四つん這いになり両腕（30秒）
2 指伸ばし：両手の指を1本ずつ（30秒）

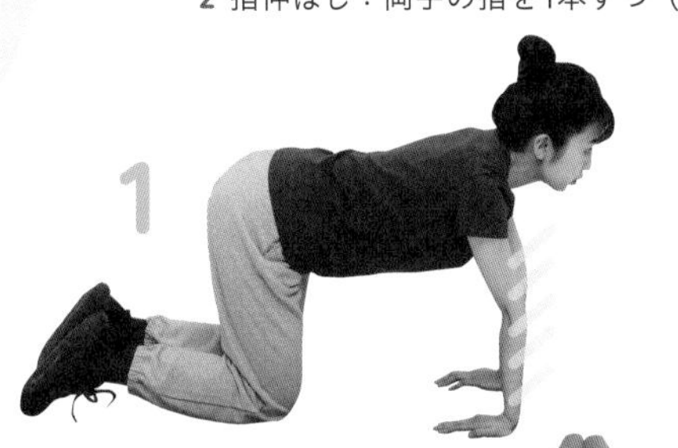

指もしっかり
伸ばして
おきましょう

※力を入れすぎないようにしましょう

## 04 内もも・お尻

次は内ももとお尻のストレッチです。
しっかり丹田を意識して腹式呼吸をするために、
体幹を鍛えていきます。
そのために内ももとお尻は大変重要になってきます。

動画では
13:26〜

## 内ももゆらし

（30秒）

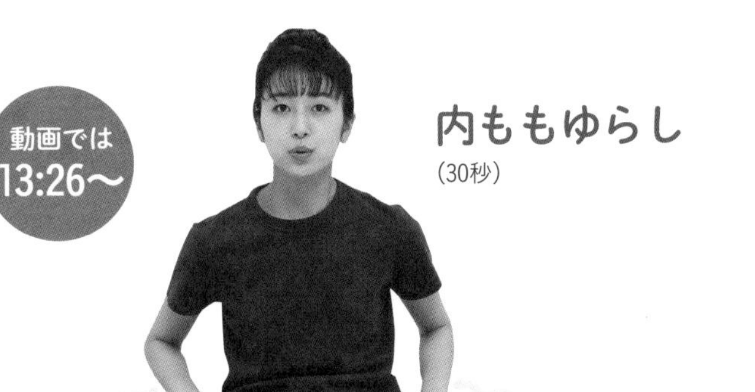

## お尻伸ばし

あぐら右中前屈（30秒）
左中前屈（30秒）

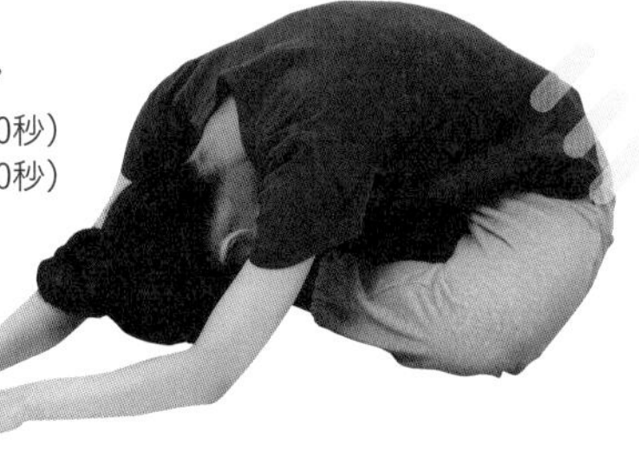

## 内股伸ばし・お尻伸ばし

左足を横にし前へ倒れる（30秒）
その後足を捻り後ろへ（30秒）
右足（30秒）
足捻り後ろへ（30秒）

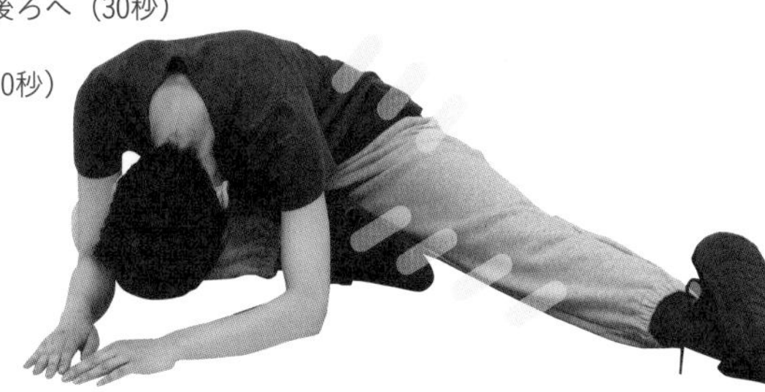

## もも裏伸ばし 脇の下伸ばし

足を横に伸ばして
手を斜めに体を倒す
左（30秒）右（30秒）

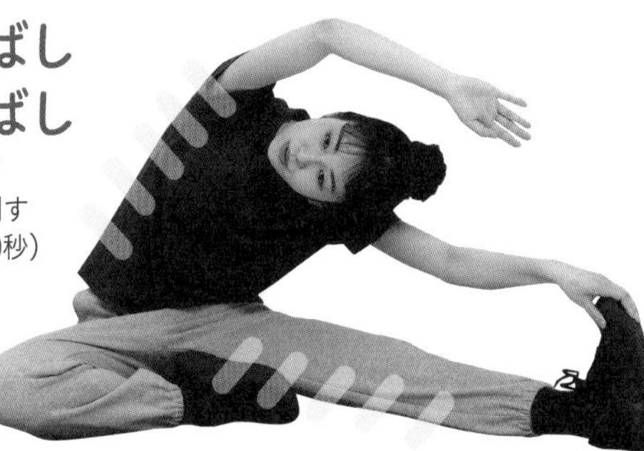

Exercise

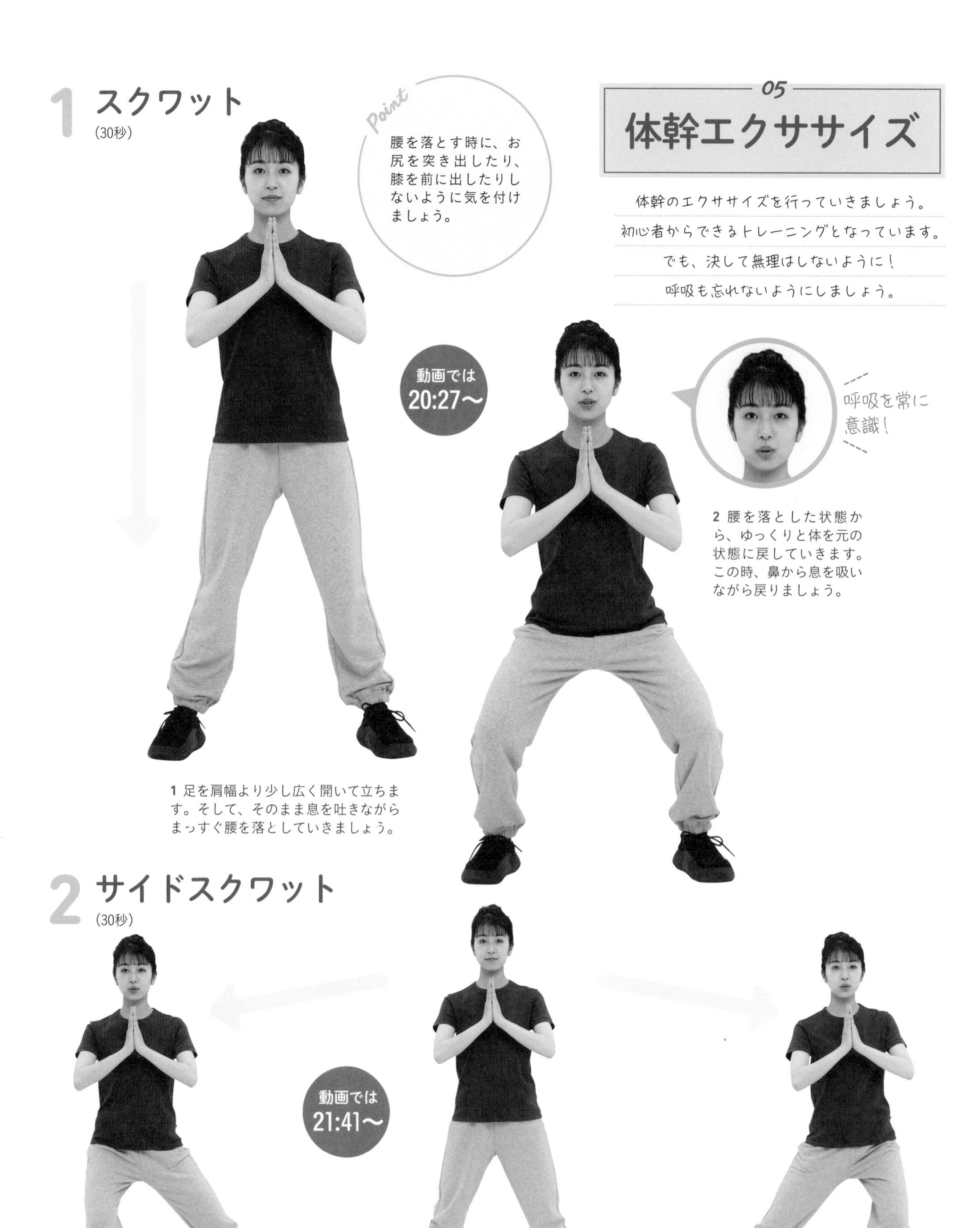

# 05 体幹エクササイズ

体幹のエクササイズを行っていきましょう。
初心者からできるトレーニングとなっています。
でも、決して無理はしないように！
呼吸も忘れないようにしましょう。

## 1 スクワット
(30秒)

Point
腰を落とす時に、お尻を突き出したり、膝を前に出したりしないように気を付けましょう。

動画では 20:27〜

呼吸を常に意識！

1 足を肩幅より少し広く開いて立ちます。そして、そのまま息を吐きながらまっすぐ腰を落としていきましょう。

2 腰を落とした状態から、ゆっくりと体を元の状態に戻していきます。この時、鼻から息を吸いながら戻りましょう。

## 2 サイドスクワット
(30秒)

動画では 21:41〜

2 ゆっくりと腰を落としながら、右の膝を徐々に曲げていきましょう。

1 足を肩幅より広く広げ、背筋をしっかりと伸ばして立ちます。

3 いったん1の姿勢に戻り、左も同じように曲げます。膝がつま先よりも前に出ないように意識してください。

## 3 レッグランジ
(30秒)

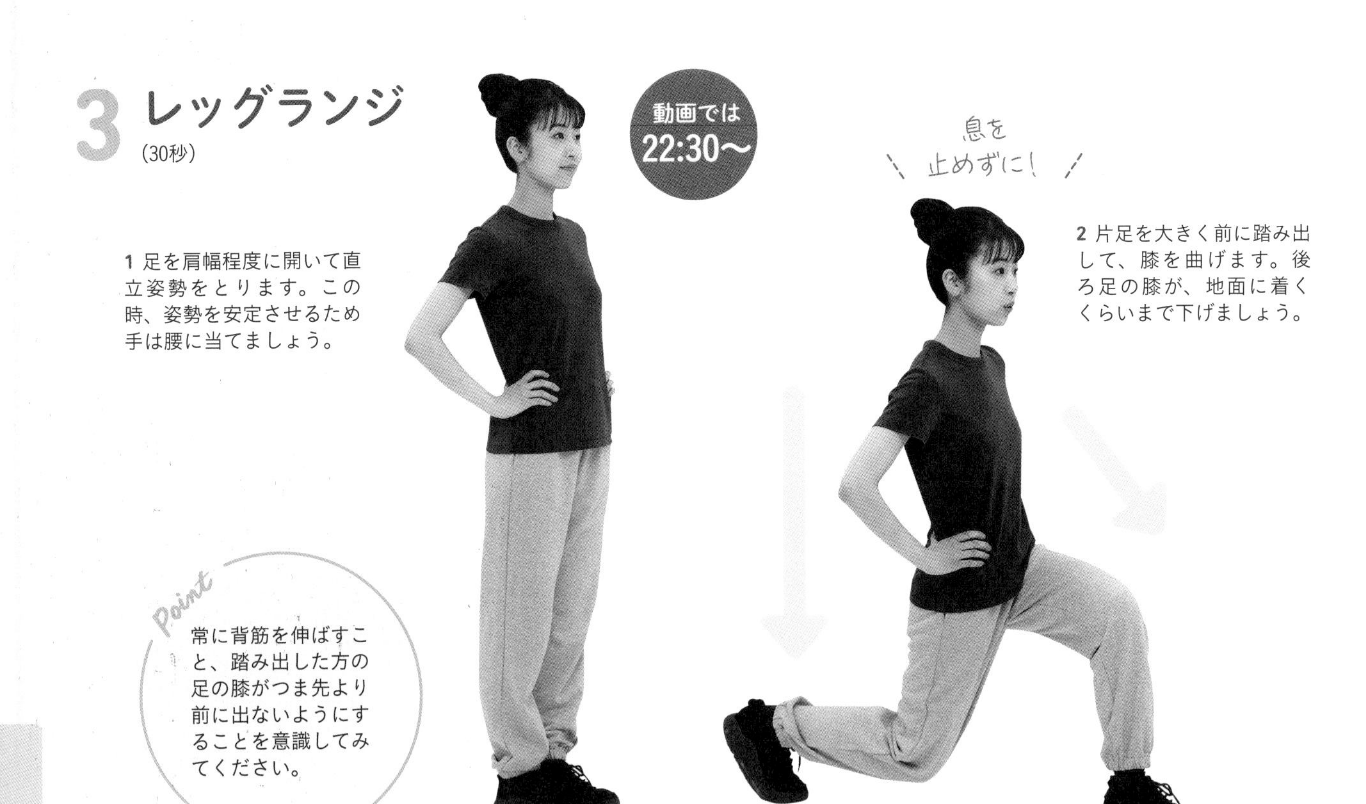


1 足を肩幅程度に開いて直立姿勢をとります。この時、姿勢を安定させるため手は腰に当てましょう。

2 片足を大きく前に踏み出して、膝を曲げます。後ろ足の膝が、地面に着くくらいまで下げましょう。

Point
常に背筋を伸ばすこと、踏み出した方の足の膝がつま先より前に出ないようにすることを意識してみてください。

## 4 バレエ風エクササイズ
(30秒)

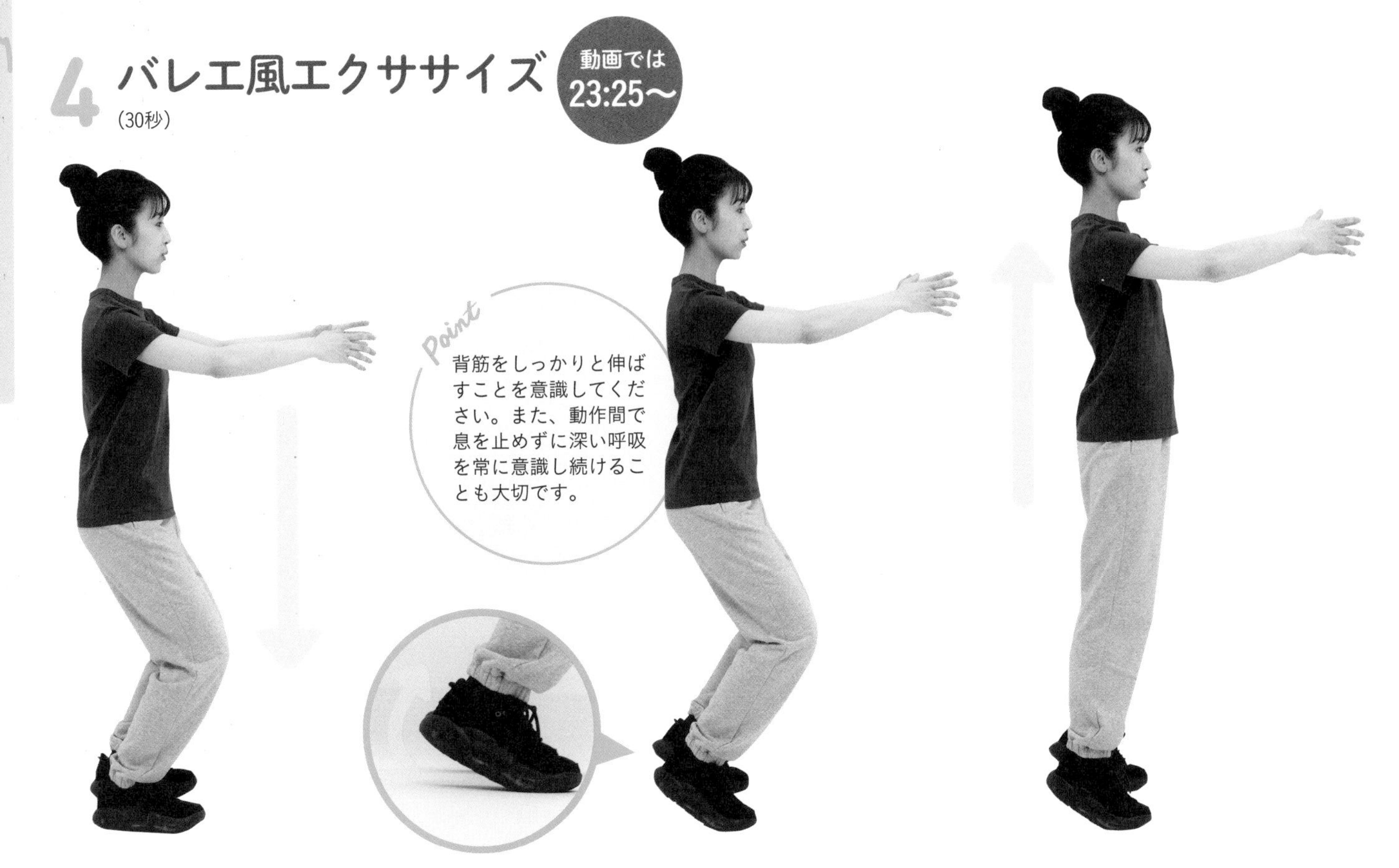


Point
背筋をしっかりと伸ばすことを意識してください。また、動作間で息を止めずに深い呼吸を常に意識し続けることも大切です。

1 手を前に伸ばし、膝を軽く曲げて腰を少し落とします。

2 その状態からかかとを上げ、膝を曲げたまま上体を持ち上げます。

3 膝を伸ばし、かかとをさらに上げるイメージで体を伸ばします。

**最後にもう一度腹式呼吸を2回して終わりです**

※ご自身の体調に合わせてエクササイズを進めてください

鍵ハモってどんな楽器？

# 鍵ハモのキ・ホ・ン

小学生の時に使っていた鍵盤ハーモニカ。
よく見知った楽器ではありますが、改めてその基本について学んでいきましょう。

## 各部の名称

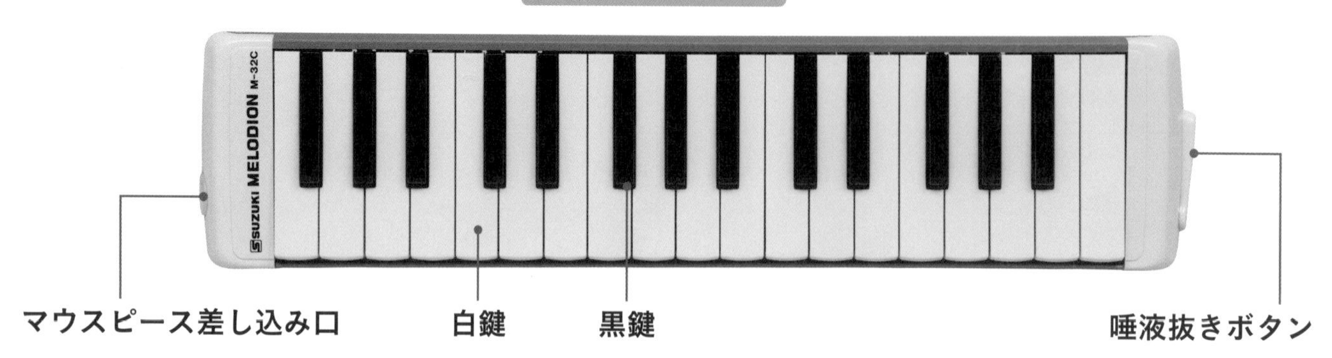


ハンドストラップ

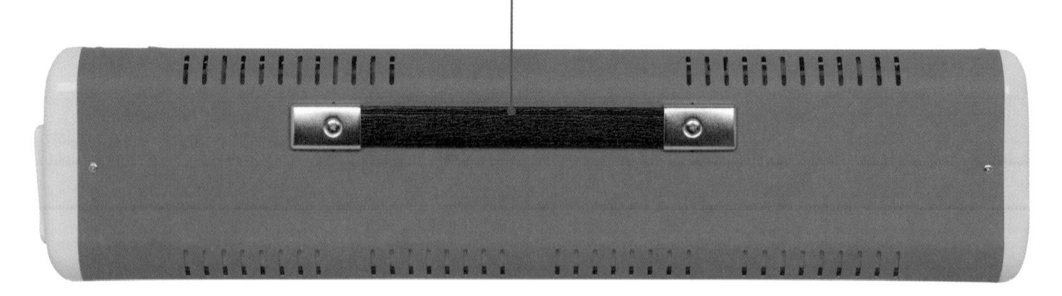

| | |
|---|---|
| 白鍵／黒鍵 | 白鍵は鍵盤の白い部分、黒鍵は黒い部分を指し、押さえて息を吹き込むと音が鳴ります。 |
| マウスピース | マウスピースは唄口（うたくち）とも呼ばれ、多くの場合鍵ハモ本体に付属しています。一般的には立って演奏する際に使用することが多いショートタイプと、様々な演奏スタイルで使用できるロングタイプに大別されます。 |

※楽器を共有する場合は、自分専用のマウスピースを使用してください（楽器店やネットで購入できます）

| | |
|---|---|
| マウスピース差し込み口 | ここに任意のマウスピースを差し込みます。 |
| 唾液抜きボタン | 鍵ハモ本体内部の唾液を抜くための機能です。モデルによって使用方法は異なりますので、ご使用のモデルの説明書に従ってください。 |
| ハンドストラップ | 主に立って演奏する際に使用します。ストラップに利き手の反対の手を通して持つことで安定して保持し、落下を防ぎます。 |

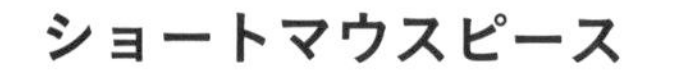


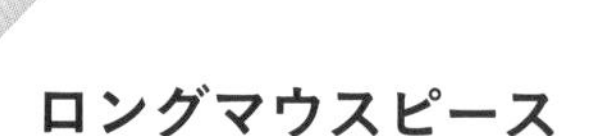

## 姿勢

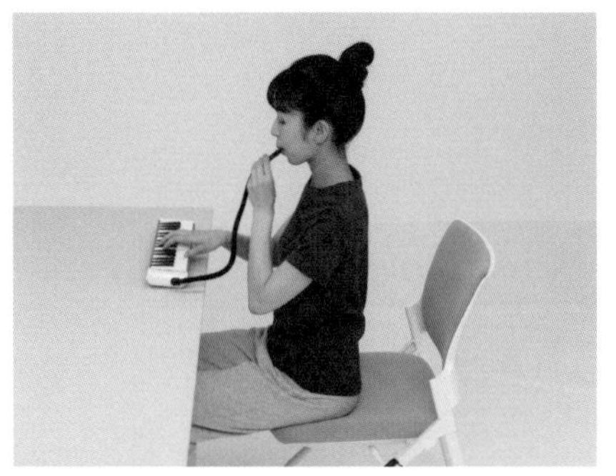

立って演奏する際も、座って演奏する際も、しっかりと背筋を伸ばすことが大切です。

## くわえ方

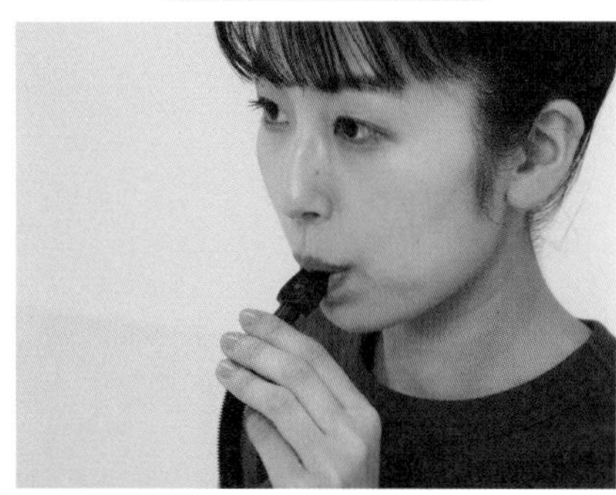

深くくわえ過ぎず、軽くくわえるのがポイントです。軽く噛むイメージで。

## 手の置き方

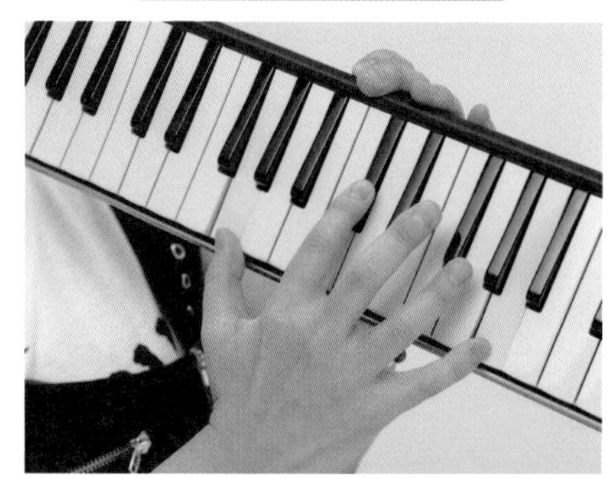

指に力を入れず、そっと鍵盤に置くように。全ての指を使えるように練習しましょう。

## 楽譜の読み方

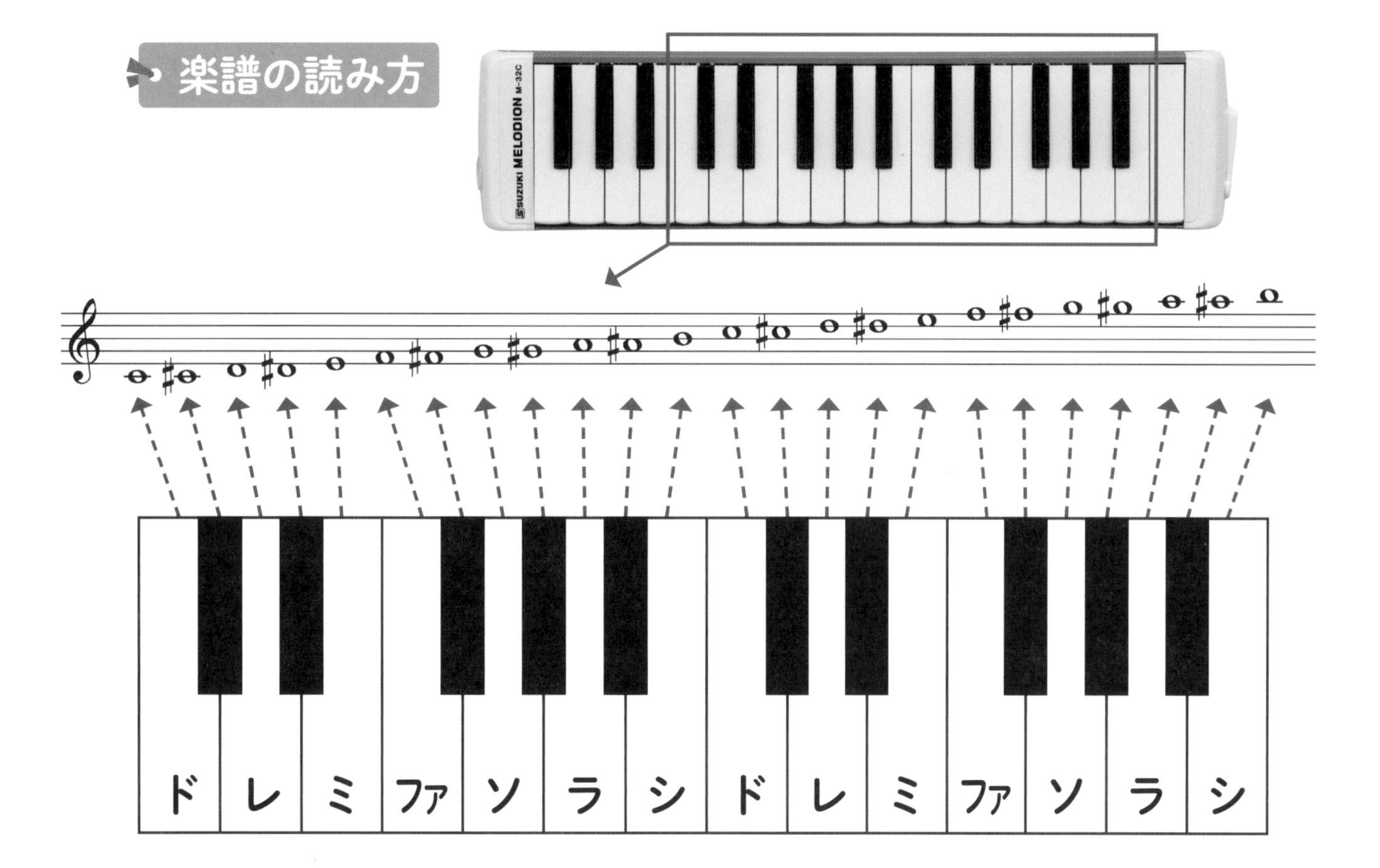


### 変化記号を覚えておきましょう

変化記号とは、幹音（白鍵で出る音）を半音上げる、下げるという変化を加える記号です。

| | | |
|---|---|---|
| シャープ | ♯ | 半音高く弾くしるし（右側の黒い鍵盤を弾きましょう）。 |
| フラット | ♭ | 半音低く弾くしるし（左側の黒い鍵盤を弾きましょう）。 |
| ナチュラル | ♮ | シャープ、フラットにした音符を元に戻すしるし。 |

# 鍵ハモマスター！
# 鍵ハモLesson

鍵ハモに触れたことがない人は少ないはずですが、
何年も触っていないという人は多いはず。
この機会に、イチから鍵ハモを練習して、
自由自在に演奏できるようになりましょう。

※慣れないうちは、長時間演奏しないように気をつけましょう。

腹式呼吸を意識して
まずは一音だけ！

P28

## Lesson 1
ロングトーンで【ド】を
弾いてみよう

指の使い方を意識して
ドレミファソラシド

P30

## Lesson 2
ロングトーンで
音階を弾いてみよう

タンギングで
音を短く切るのがコツです！

P39

## Lesson 5
スタッカートで
【ジングルベル】を
弾いてみよう

上手に吹けるようになって
曲をプレゼントするのはいかが？

P41

## Lesson 6
大切な人に
弾いてみよう！
【Happy Birthday】

かっこいい3曲を
ぜひ弾けるようになってください

P43

## Lesson 7
強弱のニュアンスをつけて
【ノクターン】、
【戦場のメリークリスマス】、
【ジュピター】を弾こう

# 全てできれば
# イチから始める

滑らかに吹ければ
【悲愴】が演奏できるはず！

P37
Lesson 4
## レガートで【悲愴】を弾いてみよう

慣れてきたら
JAZZバージョンに
チャレンジ！

P32
Lesson 3
## タンギングを使って【きらきら星】を弾いてみよう

超高難易度の名曲！
吹きこなせれば
鍵ハモマスター！

P59
Lesson 9
これが弾けたら鍵ハモマスター！
## 鍵盤ハーモニカで、ピアソラの名曲【リベルタンゴ】のソロに挑戦してみよう♪

和音を吹くには
安定した腹式呼吸が
大切です

P50
Lesson 8
## 和音を使って【You raise me up】と【夏祭り】の伴奏をしてみよう♪

一緒に鍵ハモを
練習しましょう！

大人の鍵ハモLesson

@kenhamolesson

YouTubeチャンネル登録をしておくと便利です。

Lesson 1

# ロングトーンで【ド】を弾いてみよう

【ド】の音を使って息を長く使うロングトーンの練習から始めましょう。
ここでは"全音符"で練習します。

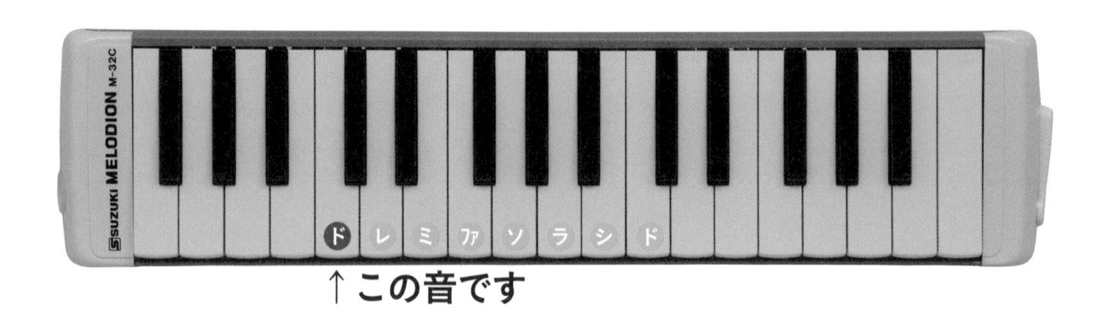


↑この音です

## 鍵ハモの演奏を始める前に

●椅子に浅く腰掛ける　●背筋を伸ばす　●お腹を意識

check まずは【ド】を弾いてみましょう（どの指で弾いてもＯＫです）。音が出ましたか？

## 音楽記号の解説

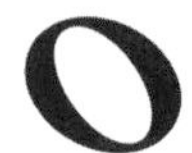
＝全音符

白い丸の音符を全音符といいます。
4拍のばします。頭の中で1、2、3、4と数えながら【ド】を吹いてみよう。

その時、（tu＝トゥ）という口の形で音を出します。これを**タンギング**といいます。
→詳しくはLesson3で学習します。

※タンギングはtu（トゥ）だけではなく、他にもto（ト）やho（ホ）やthi（ティ）などもあります。
発音によって音色に違いがあり、ho（ホ）は柔らかい音色になります。

※各曲にYouTubeで模範演奏（鍵ハモあり）、伴奏演奏（鍵ハモなし）のQRコードが載っています。まずは模範演奏を聴いて、吹けるようになったら伴奏動画と一緒にセッションしてみましょう。

模範演奏動画

伴奏動画

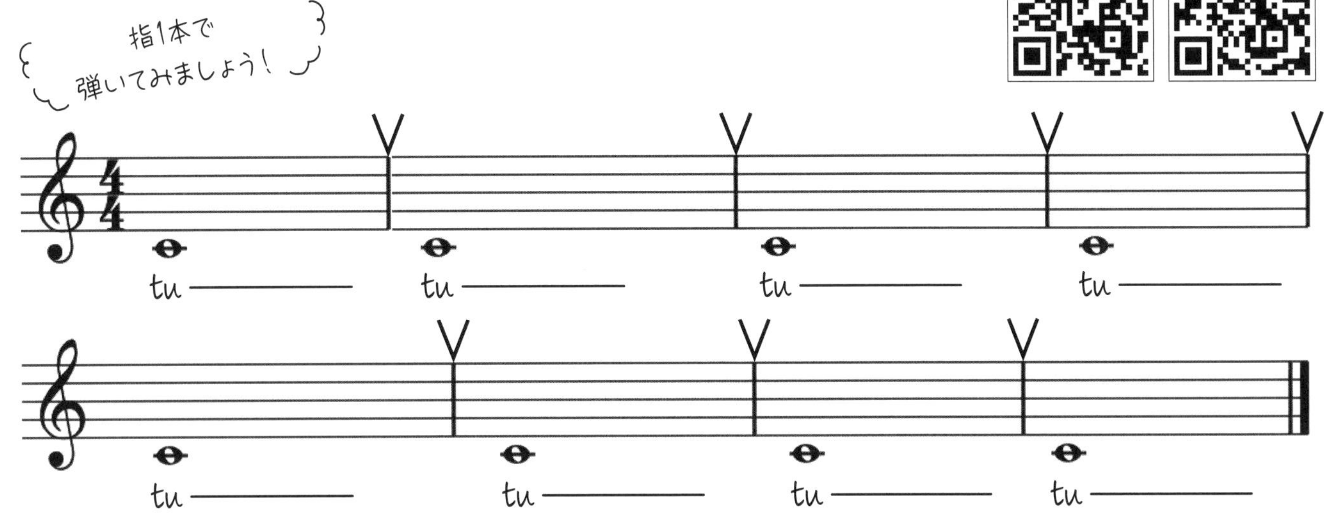


作曲：Mon"Design-NeT"　YouTube演奏　ピアノ：Mon"Design-NeT"

*Point*

## 腹式呼吸を意識して吹いてみましょう。

**空気を吸う時にお腹を膨らまして、吐く時にお腹をへこませながら、少しずつ口から空気を出すことを意識しましょう。お腹まわりもスッキリしてきます。**

### 音楽記号の解説

### V＝ブレス記号

五線譜の上にあるVの記号の箇所で息継ぎ。鼻から息を吸いましょう。その時も腹式呼吸を忘れずに。吸った息はお腹にためて、吐き出します。

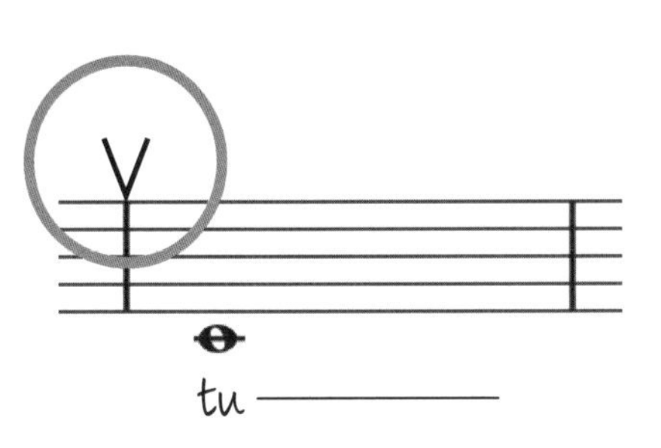


check ブレスをする時、口が開かないように気をつけましょう。
息を吸う時は鼻から、出す時は口からです。

腹式呼吸でお腹をへこませたり、膨らませたり。腹筋をしっかり意識することでダイエット効果が。また、呼吸を大きく吸ったり吐いたりすることでセロトニンの分泌が増加します。
できるようになったら伴奏と合わせてみましょう。美しいハーモニーを楽しんでください。

Lesson 2

# ロングトーンで音階を弾いてみよう

全音符で音階【ドレミファソラシド】を吹いてみましょう。
【ド】が吹けるようになったら【ドレミファソラシド】を
使ってさらにバージョンアップ!!

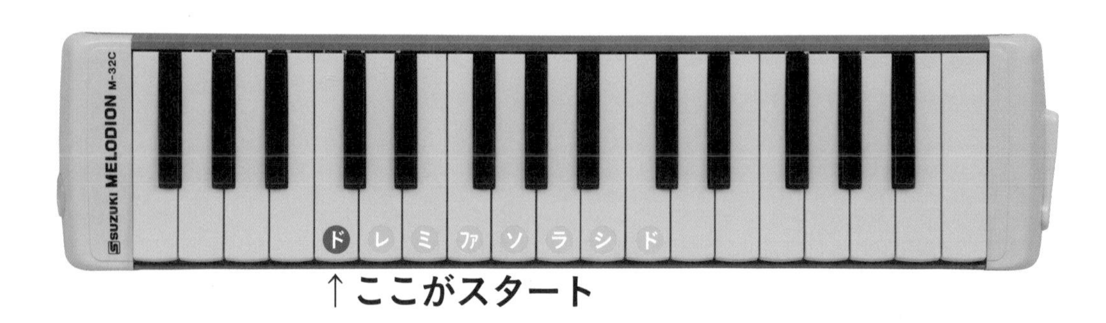


↑ここがスタート

check ●椅子に浅く腰掛ける　●背筋を伸ばす　●お腹を意識する。

◆ワンポイントアドバイス◆

音階の練習はウォーミングアップになるので、必ず1日1回弾くことをおすすめします。

常に腹式呼吸を意識しましょう。
腹式呼吸のおさらい…空気を吸う時にお腹を膨らまして、少しずつお腹をへこませながら空気を口から出すことを意識しましょう。

＊Point＊

## 全ての指を使って弾けるようになりましょう。

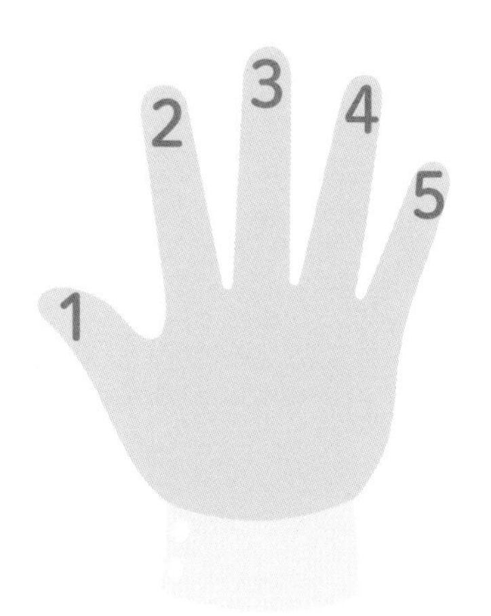


**親指だけでも弾けますが、もし弾けるようになったら、
指番号に合わせて弾いてみましょう。
指先が動くようになると、脳の活性化につながります。**

check まずはのぼる音階【ドレミファソラシド】を練習してみましょう。
どの指で弾いてもＯＫです！

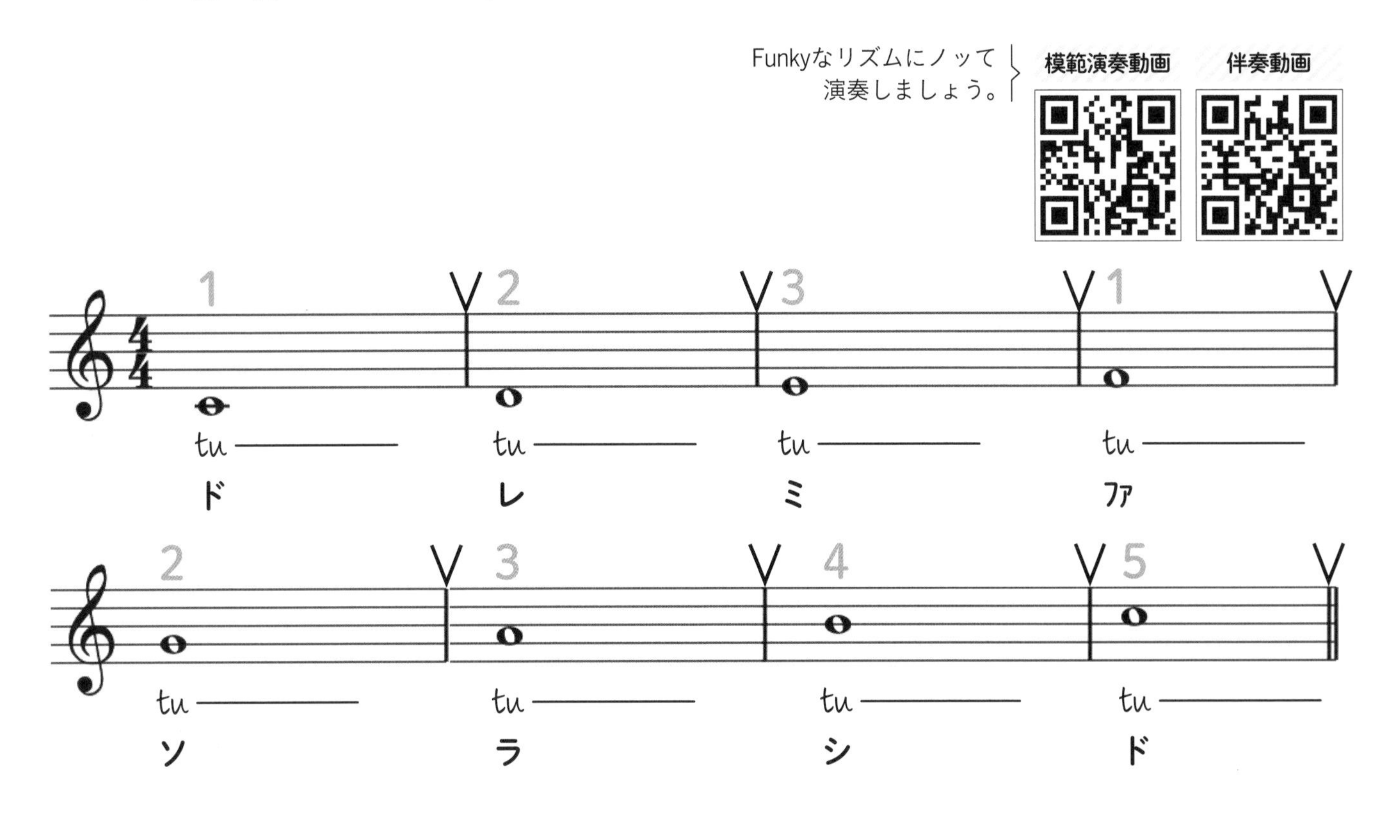


check のぼる音階ができたらおりる音階【ドシラソファミレド】を練習してみましょう。

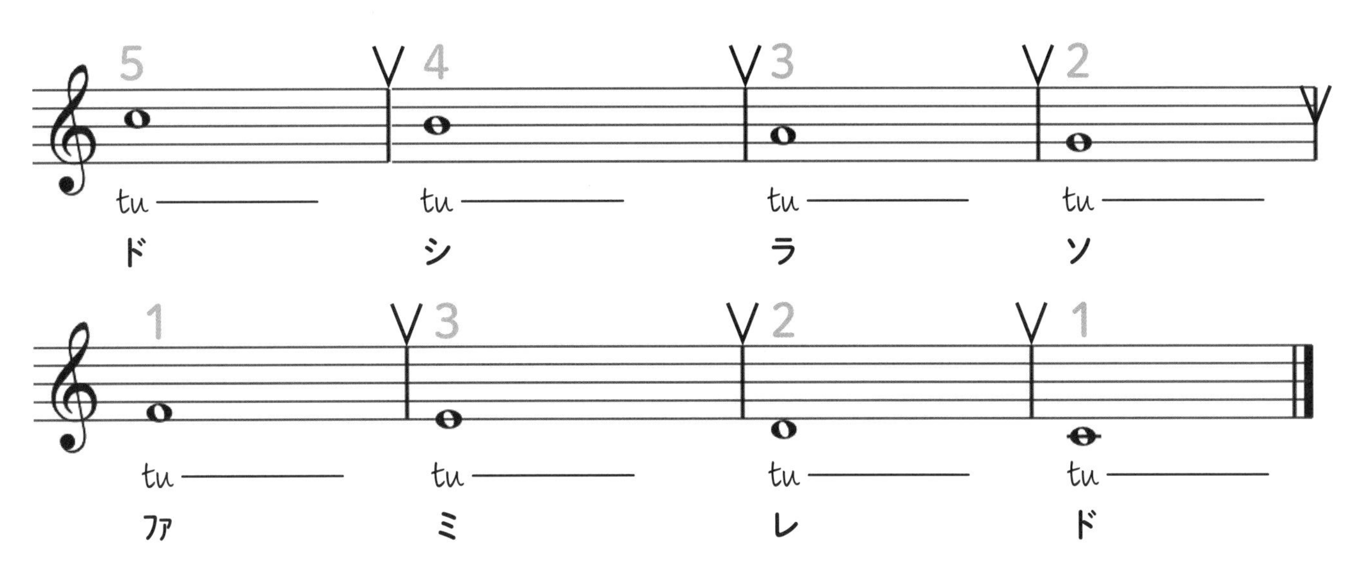


作曲：Mon“Design-NeT”　YouTube演奏　ピアノ：Mon“Design-NeT”

check のぼりとくだりの両方ができるようになったら、いよいよ伴奏と合わせてみましょう。
模範演奏もチェックしてみてください。

Lesson 3

# タンギングを使って【きらきら星】を弾いてみよう

タンギングの練習をしましょう。
鍵ハモはピアノと違って同じ音を弾く時、鍵盤から指を
離さないで舌（tang）を使って音を区切ります。

*Point*

## タンギングとは？

**舌（tang）を使って音を区切る奏法です。舌を使って（tu＝トゥ）という口の形で音を区切る練習をしましょう。**

ドの音でタンギングの練習をしてみよう

## シングルタンギングの練習

音楽記号の解説

**＝2分音符**

2拍を表します。
1、2と数えて2拍のばしてみましょう。

模範演奏動画

・ シングルタンギング(tu)2分音符 ・

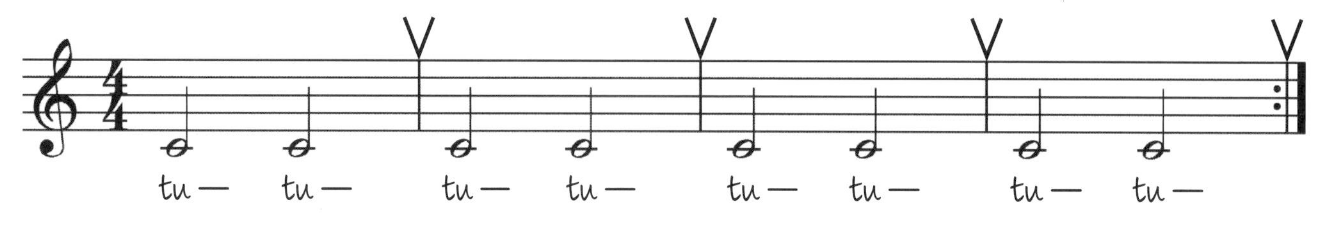


check どの指で弾いてもOKです。弾く時は、鍵盤から指を離さないように。
（tu＝トゥ）という口の形で音を区切るように注意してください。

## 音楽記号の解説

**＝4分音符**

1拍を表します。

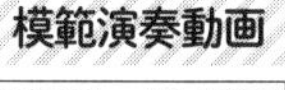

**・　シングルタンギング(tu)4分音符　・**

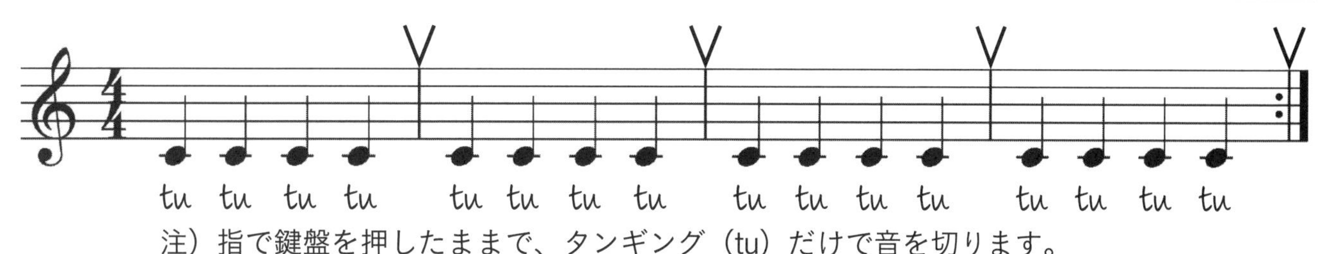


注）指で鍵盤を押したままで、タンギング（tu）だけで音を切ります。

## 音楽記号の解説

**＝リピート記号**

最後の記号は【リピート記号】といいます。「繰り返し」の記号です。もう一度最初から弾きます。2回繰り返して8小節（縦線から縦線の間が1つの小節です）弾いてみましょう。

check **鍵ハモは、指を離さずタンギングだけで音を区切るのが特徴。**
**タンギングの練習が大切です。**

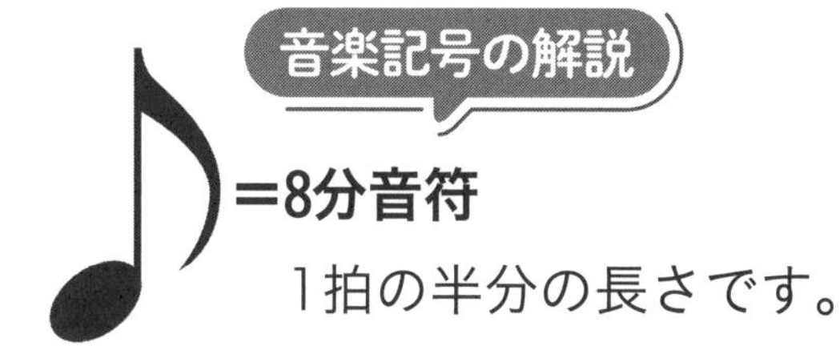

## 音楽記号の解説

**＝8分音符**

1拍の半分の長さです。

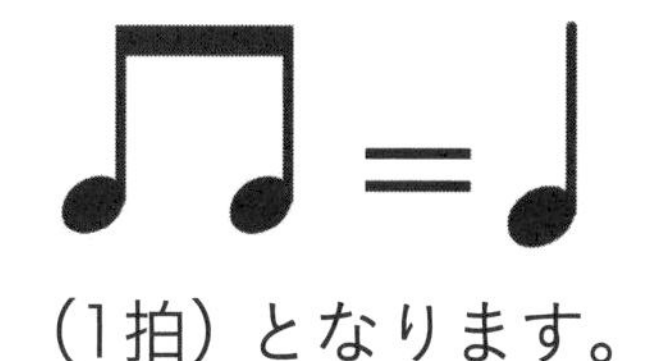

（1拍）となります。

模範演奏動画

**・　シングルタンギング(tu)8分音符　・**

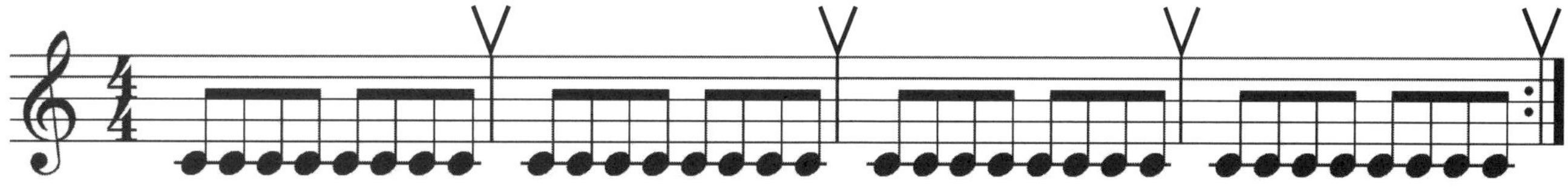

tutututututututu　tutututututututu　tutututututututu　tutututututututu

注）指で鍵盤を押したままで、タンギング（tu）だけで音を切ります。

check **息を吸う時間がだんだん短くなるので、つい忘れてしまいますが、腹式呼吸は常に意識！**

# ダブルタンギング

さらにレベルアップ!! ダブルタンギングは、（tutututu）ではなく（tukutuku）という口の形で吹きます。

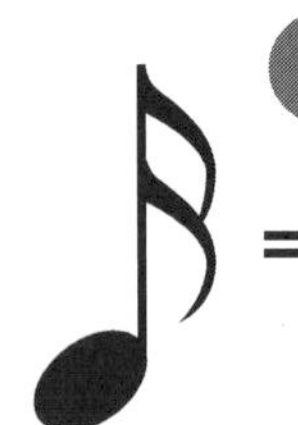

音楽記号の解説

＝16分音符

1拍の1／4の長さです。

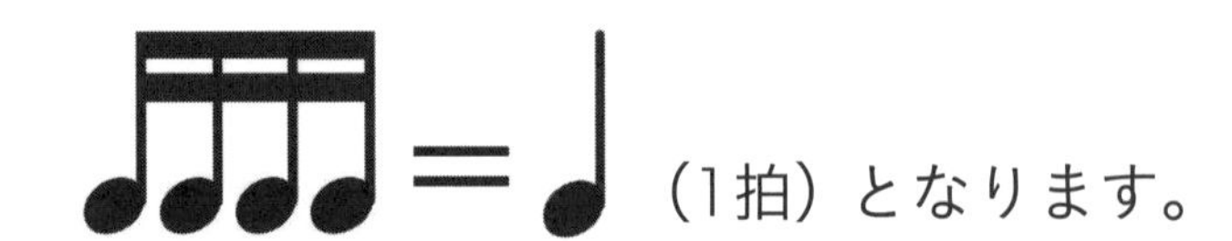

（1拍）となります。

・　ダブルタンギング(tu) 16分音符　・

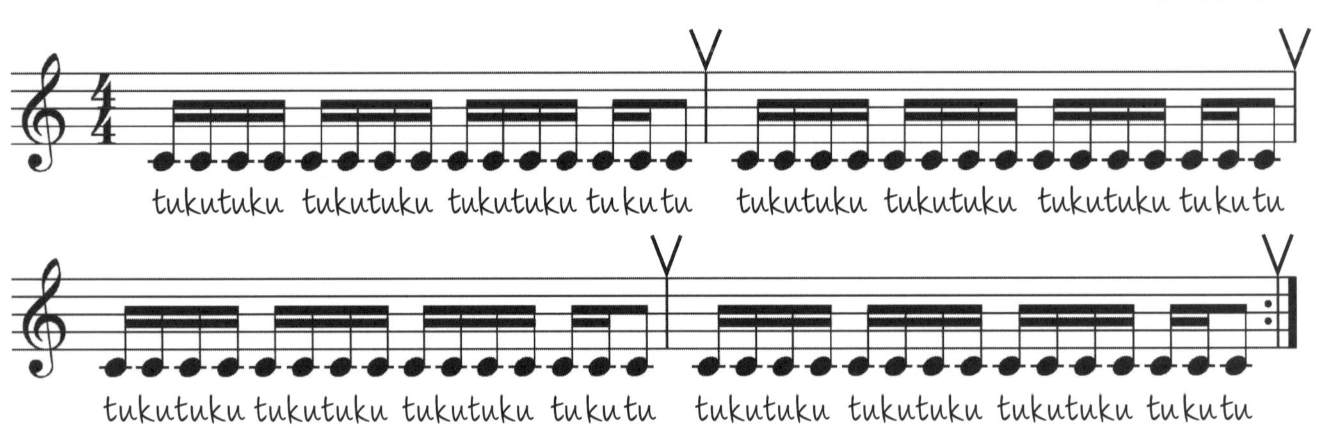


（tukutukutukutuku）というのが速くなります。ポイントはまず、鍵ハモなしで口だけで（トゥクトゥクトゥクトゥク）といってみましょう。

YouTubeでは速さの違う
2種類のダブルタンギングが見られます。
ゆっくりできた人は速いタンギングにも
挑戦しましょう。

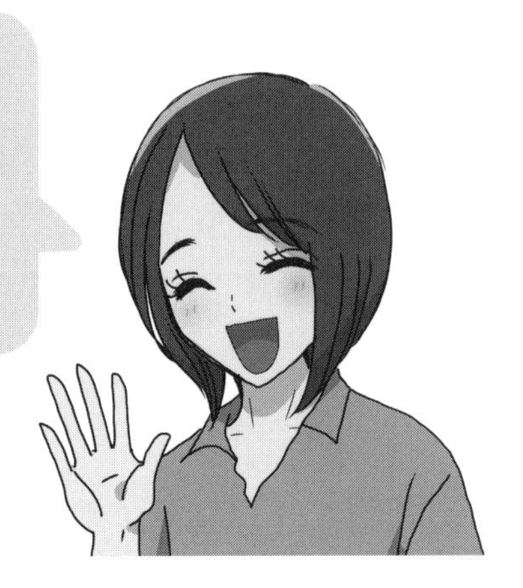

# タンギングを使って、【きらきら星】を弾いてみよう!

この曲は、これまでにレッスンした**腹式呼吸**と**タンギング**を使って演奏する曲です。
口ももちろんですが、お腹も意識して弾いてみましょう。
弾ける人は指番号にも注意してみてください。

星達がキラキラ輝いている
雰囲気の伴奏に合わせて演奏を！

**模範演奏動画**

**伴奏動画**

## ・ きらきら星 ・

**外国曲**

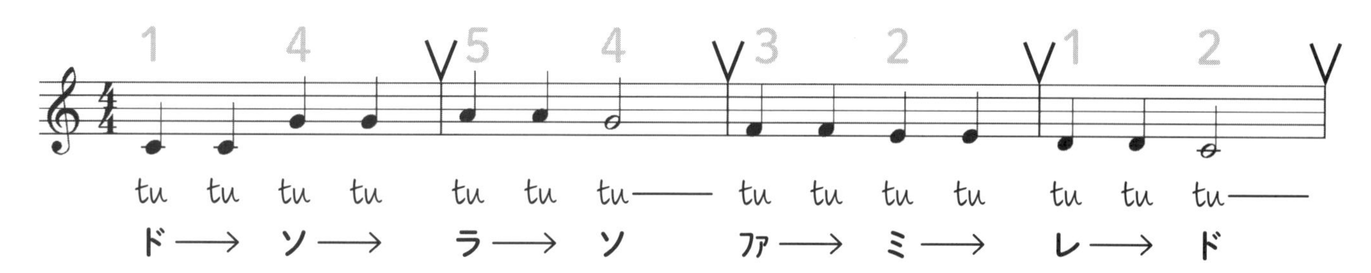


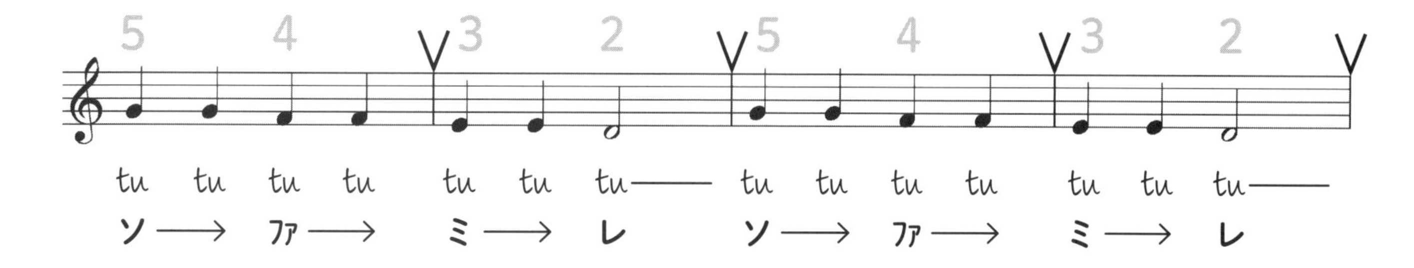


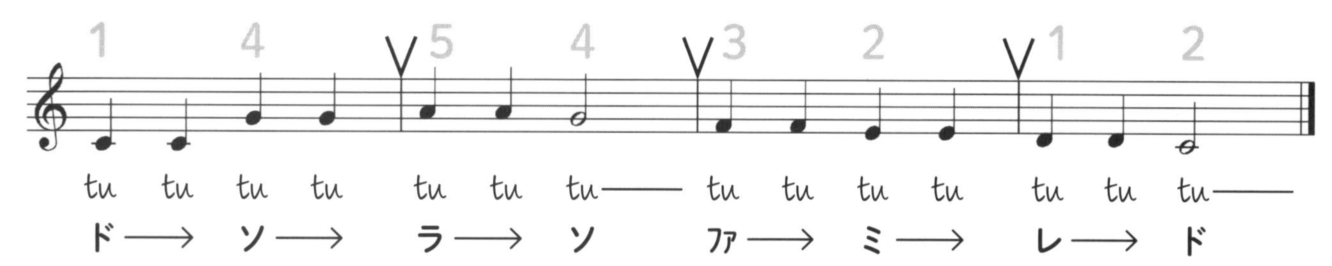


編曲：Mon“Design-NeT”　YouTube演奏　ピアノ：Mon“Design- NeT”

*** Point ***

**矢印のところは指を鍵盤から離さず、**
**タンギングで音を区切りましょう。**

swingのリズムにノッて
吹いてみましょう。

模範演奏動画

伴奏動画

## ・ きらきら星（Jazz ver.） ・

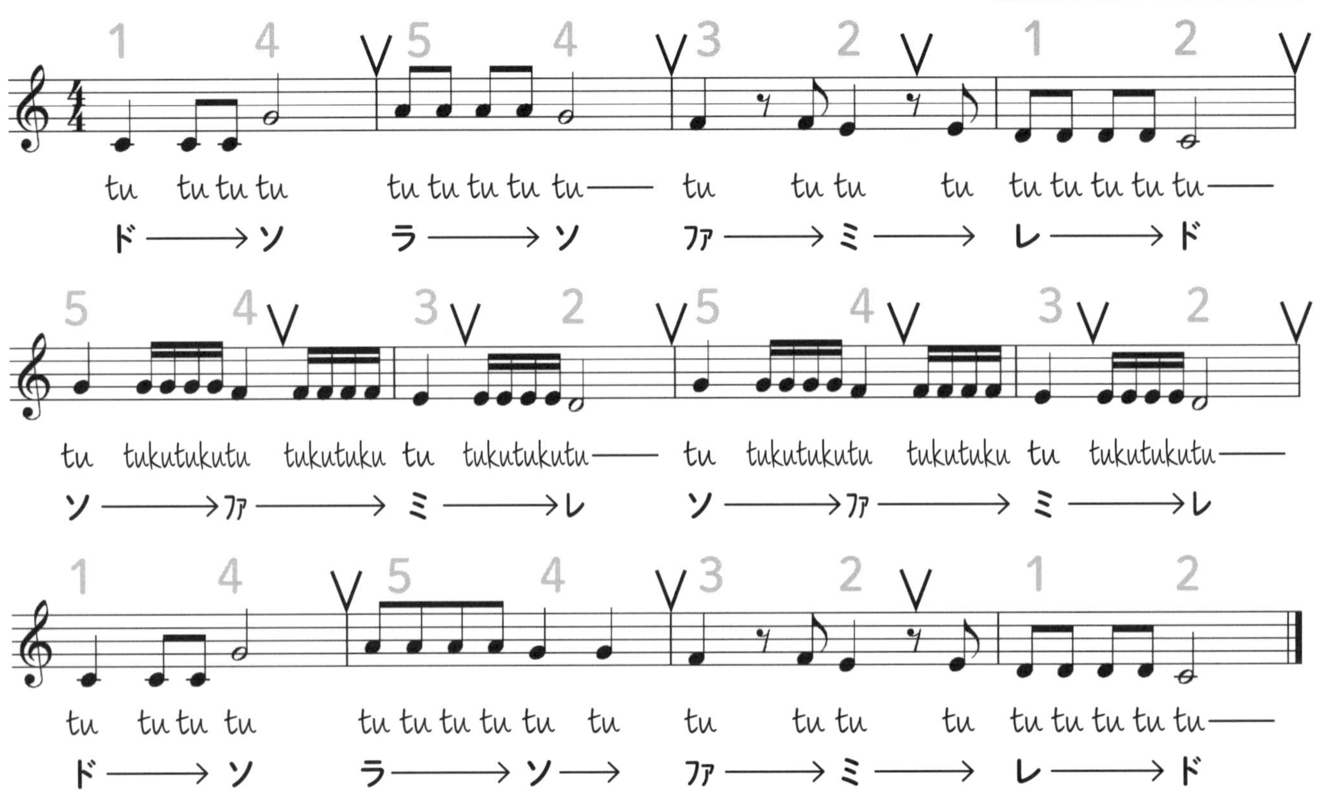


編曲：Mon“Design-NeT”　YouTube演奏　ピアノ：Mon“Design- NeT”

## 音楽記号の解説

### 𝄾 =8分休符

1/2拍休みます（音を吹かない）

◆ワンポイントアドバイス◆

### YouTubeは動画の速度が変えられます。

**初心者はYouTubeの再生速度を0.5倍速にするなど、まずはゆっくりな速度から練習してみるのも手です。試しながら曲を練習してみてください。**

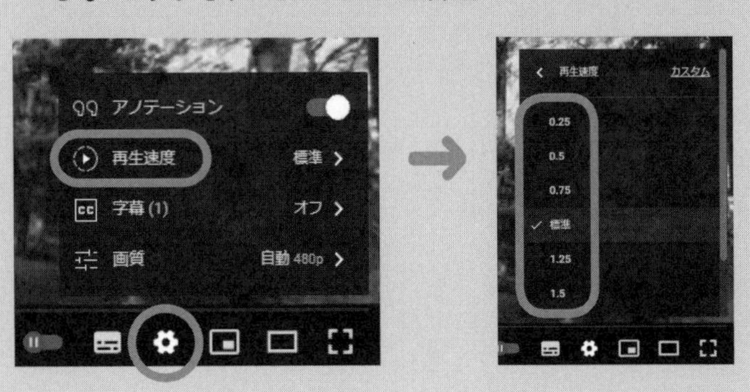


0.25倍～2倍まで
好きな速度に調整できます。

Lesson 4

# レガートで【悲愴】を弾いてみよう

（作曲・ベートーヴェン）

タンギングができたら、音を区切らずなめらかに
美しく弾く練習をしてみましょう。
まずはレガートの練習。お腹に息をためて音を切らずに音階を弾きます。

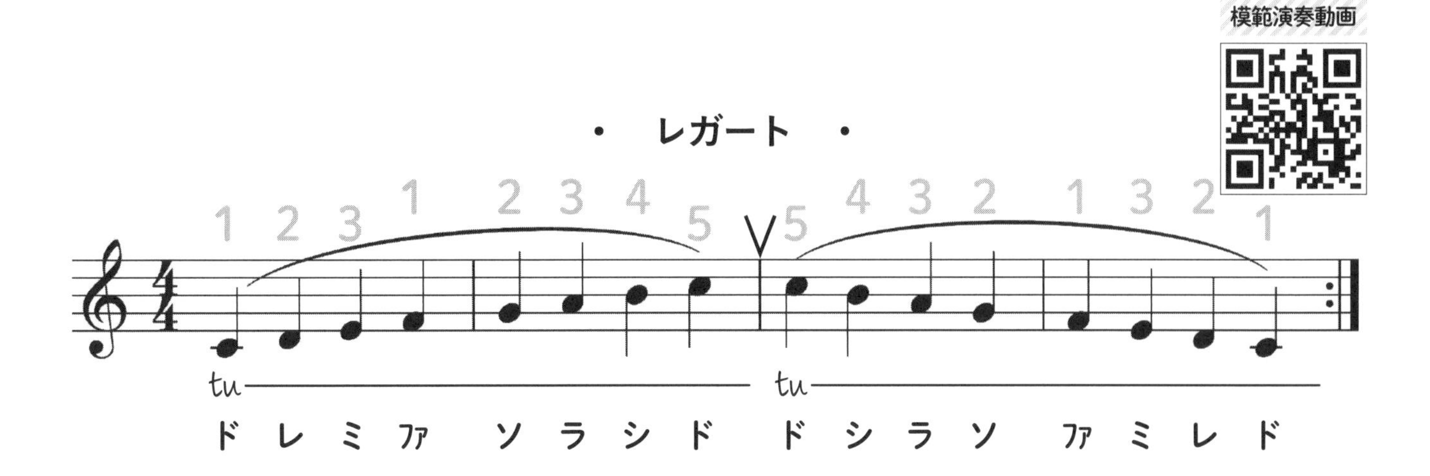


check 2小節目まで（tu ――――）と吹き続けながら音階を弾くと
音がなめらかにつながります。
その時、息をたっぷり吸い込んで、腹式で少しずつお腹をへこませながら
空気を出すのがコツです。

**＊Point＊**

2小節分（8拍分）息が続くようになると、レガートが美しく聴こえます。

**音楽記号の解説**

**＝スラー**

レガートの演奏時に付いている記号をスラーといいます。
スラーの時は、指番号の通りに弾くと、なめらかになります。指の練習をしてみましょう。

check スラーを使って【悲愴】を弾いてみよう。

クラシックの名曲をピアノ伴奏で
吹いてみましょう！

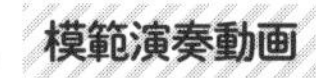

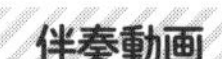

## ・ ピアノ・ソナタ 第8番「悲愴」Op.13第2楽章 ・

**作曲：ベートーヴェン**

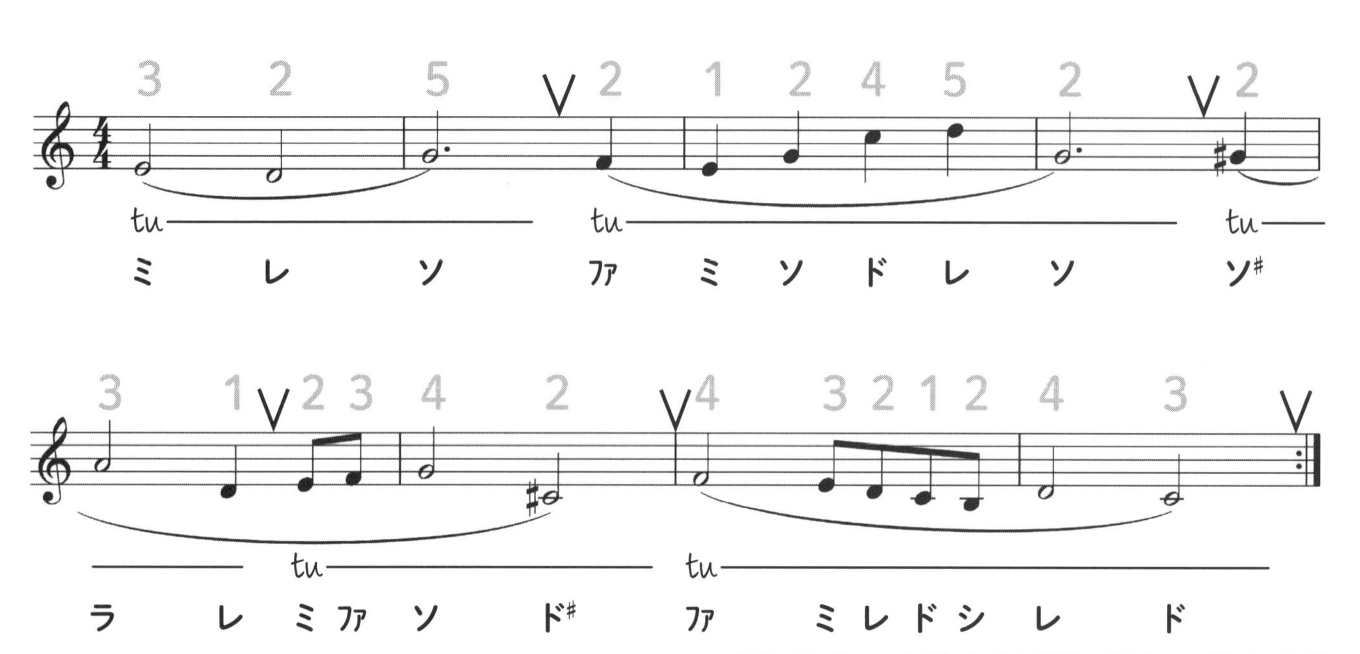


編曲：Mon"Design-NeT"　YouTube演奏　ピアノ：Mon"Design-NeT"

### * Point *

**ブレスの位置に気を付けて。スラーが付いているところは、頑張って一息で吹いてみましょう。**

ベートーヴェン3大ピアノソナタのうちの1つ
「悲愴」から第2楽章の有名なメロディーを
弾いてみましょう。自分なりに表情をつけて
情感たっぷりに弾くと気持ちも上がりますよ。

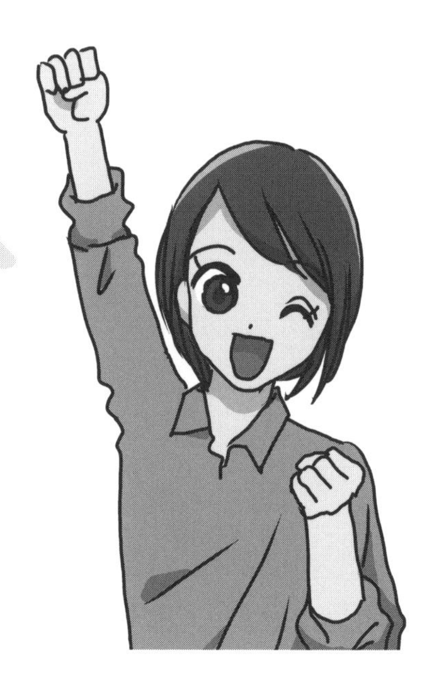

Lesson 5

# スタッカートで【ジングルベル】を弾いてみよう

なめらかに弾けるようになったら、次は音を短く鋭く切る練習です。
短い弾むような音にすることを意識しましょう。

模範演奏動画

・ スタッカート ・

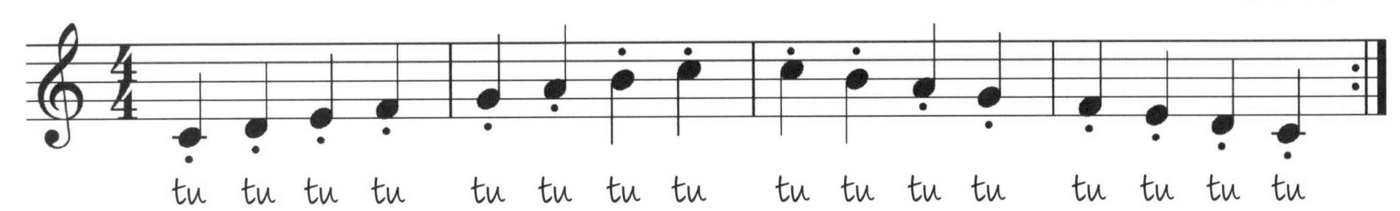


音楽記号の解説

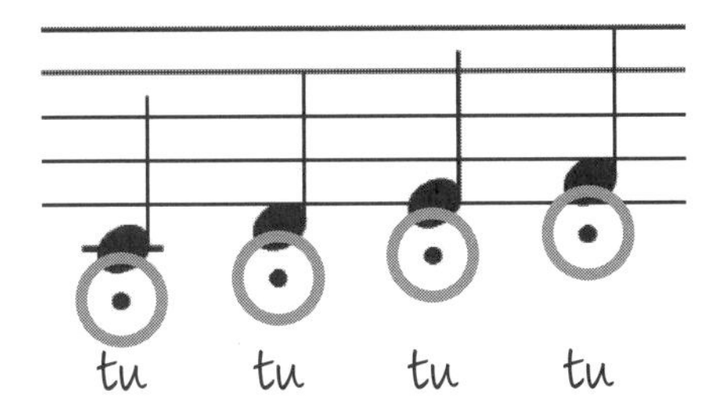


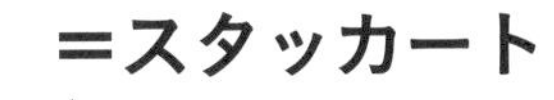


小さい「・」がスタッカートの記号です。
スタッカートは舌とマウスピースの関係も大切。マウスピースの吹き口を舌ではじいてみましょう。舌がマウスピースに付いている時間が短いほど、きれいなスタッカートになります。

check スタッカートを使って【ジングルベル】を弾いてみよう。

*Point*

## 舌を使って空気を止める感覚をつかみましょう。

息を一気に吹き込みすぎると空気が詰まり、音が出ないことがあります。
お腹を使って1音ずつ丁寧に音を切ることを心掛けてみましょう。

誰もが知っているクリスマスソングを
ピアノ伴奏で吹いてみましょう。

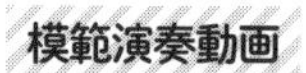

伴奏動画

## ・ Jingle Bells（ジングルベル） ・

**作曲：ジェームズ・ロード・ピアポント**

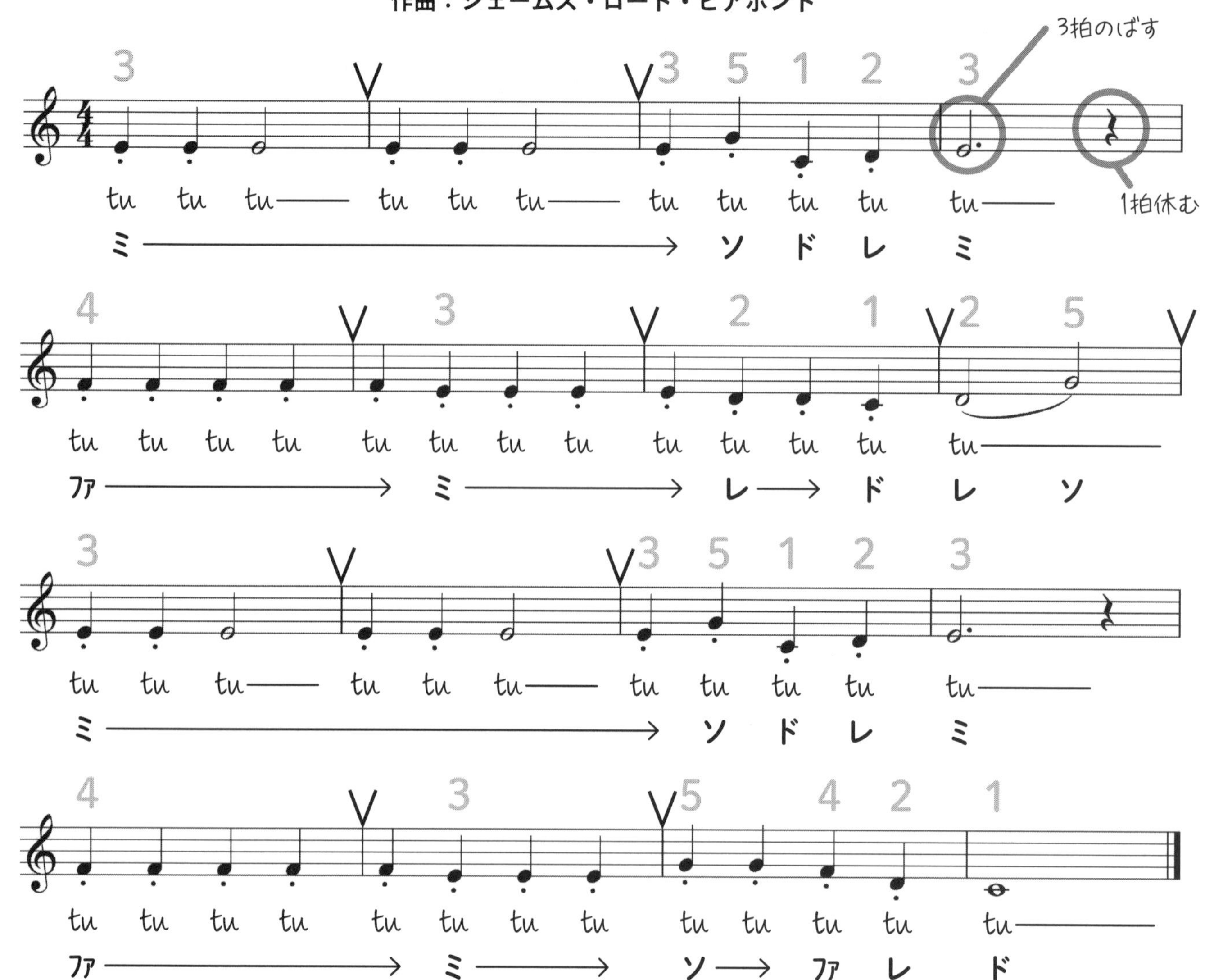


編曲：Mon"Design-NeT"　YouTube演奏　ピアノ：Mon"Design-NeT"

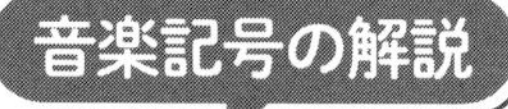


**＝4分休符**
1拍休みます

**＝付点2分音符**
3拍のばします

Lesson 6

# 大切な人に弾いてみよう！【Happy Birthday】

パーティーも盛り上がる！　曲のプレゼントはいかがですか？

**タンギング・レガート・スタッカート**

これまでのレッスンが全て詰まった曲です。上手に弾けるようになったら、大切な家族やお友達のために心を込めて演奏してみましょう。ブレスの位置にも注意。

世界中でお誕生日に歌われる有名曲をピアノ伴奏で吹いてみましょう。

模範演奏動画

伴奏動画

・　Happy Birthday to You　・

外国曲

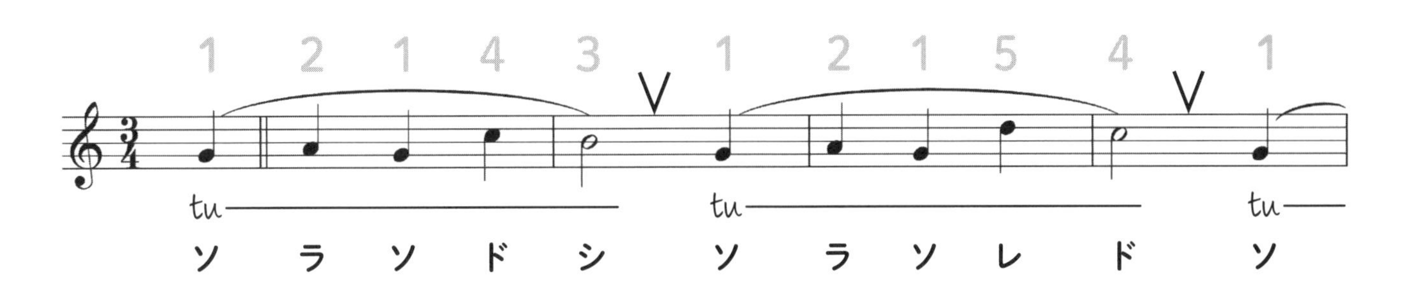


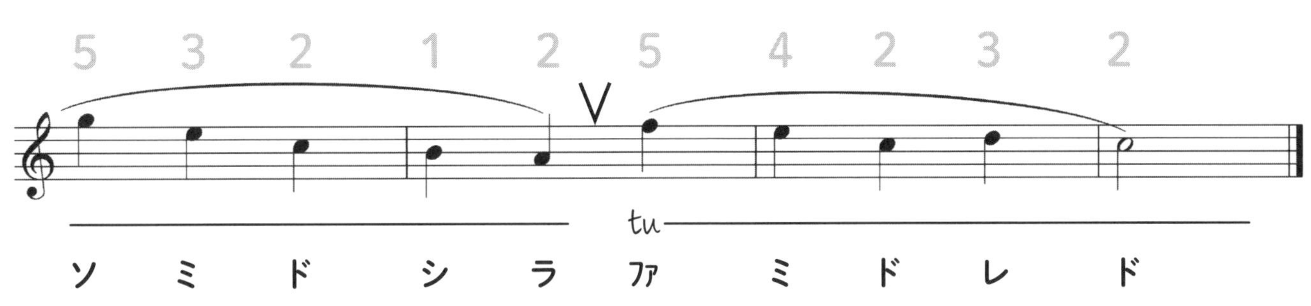


編曲：Mon“Design-NeT”　YouTube演奏　ピアノ：Mon“Design-NeT”

check 弾けるようになったら、ちょっと差がつくP42のbossa nova（ボサノヴァ）バージョンを弾いてみよう。

## 音楽記号の解説

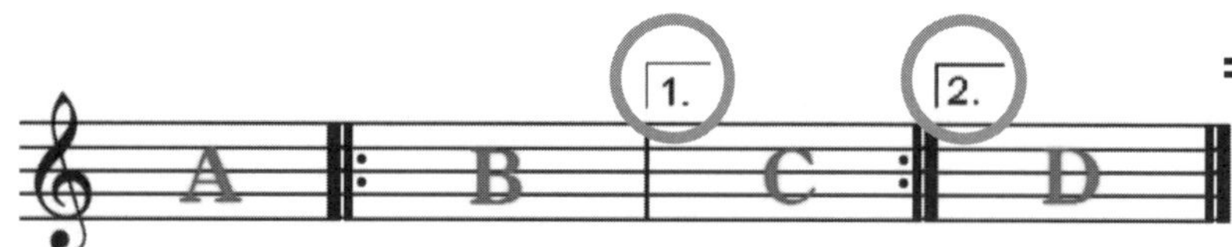

**=リピート**

この記号からこの記号へ戻って繰り返す

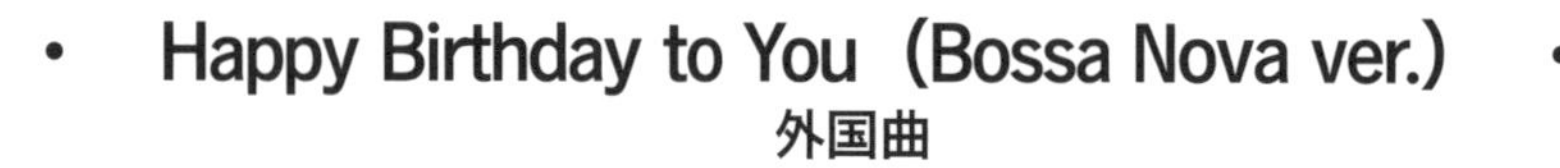


演奏の順番はA→B→C→B→D

**＝1番カッコ 2番カッコ**

1回目は1番カッコへ進み、繰り返し記号に戻り、今度は1番カッコは通らず2番カッコへ進みましょう。

**=タイ**

2つの同じ高さの音をつなげて演奏します。

ブラジル音楽のジャンル
“ボサノヴァ”のリズムにノッて
演奏しましょう！

**模範演奏動画**

**伴奏動画**

### Happy Birthday to You（Bossa Nova ver.）

外国曲

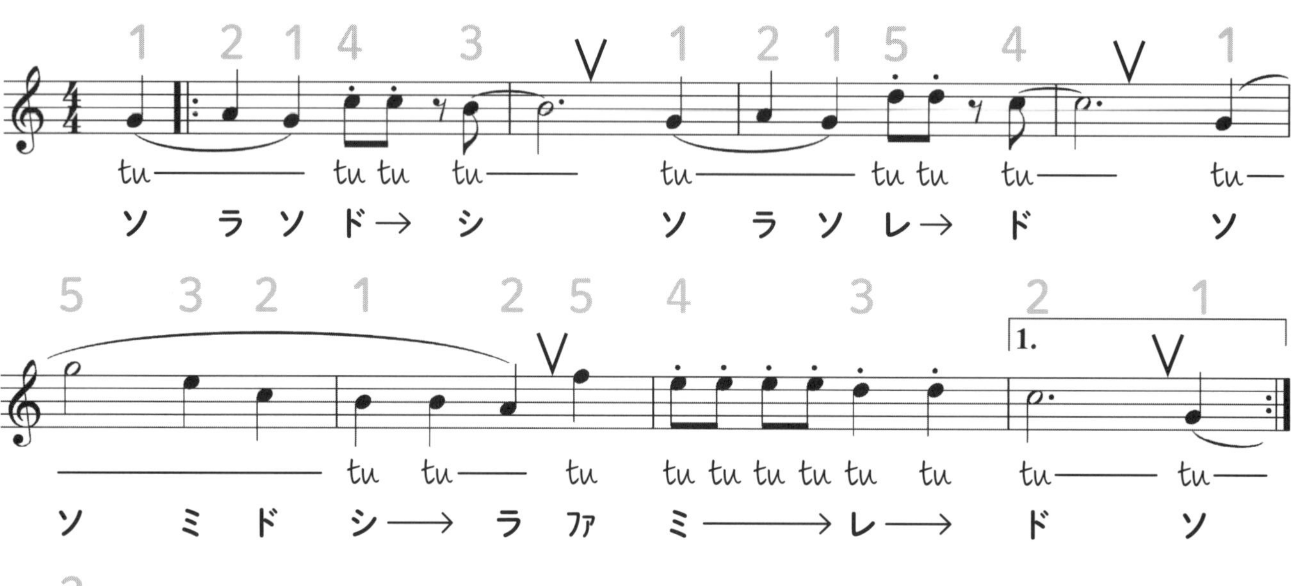


編曲：Mon“Design-NeT”　YouTube演奏　ピアノ：Mon“Design-NeT”

**＊Point＊**

まずはゆっくり練習。何回も繰り返してだんだん速く弾けるように練習しましょう。

Lesson 7

# 強弱のニュアンスをつけて【ノクターン】(ショパン作曲)、【戦場のメリークリスマス】(坂本龍一作曲)、【ジュピター】(ホルスト作曲)を弾こう

この3曲は弾けたらかっこいい名曲です。チャレンジしてみましょう!!
ピアノの音の強弱は鍵盤を押す強さで変化をつけますが、
鍵ハモは吐く息の強さ弱さで強弱をつけます。
弱い息で吹くと小さな音、強い息で吹くと大きな音が出ます。
腹式呼吸で吐く息の量を調節しながら、表情豊かに演奏してみましょう。

## 「ノクターン」を弾いてみましょう

check 下記の音楽記号の意味を考えながら息を調節。姿勢と腹式呼吸を忘れずに!

### 音楽記号の解説

***f*** **=フォルテ**…強く吹きます

***p*** **=ピアノ**…弱く吹きます

< **=クレッシェンド**…だんだんと強く吹きます

> **=ディミヌエンド**…だんだんと弱く吹きます
**(デクレッシェンド)**

*D.C.* **=ダ・カーポ**　曲のはじめに戻る

*Fine* **=フィーネ**　*D.C.* などの繰り返しの後、ここで終わる

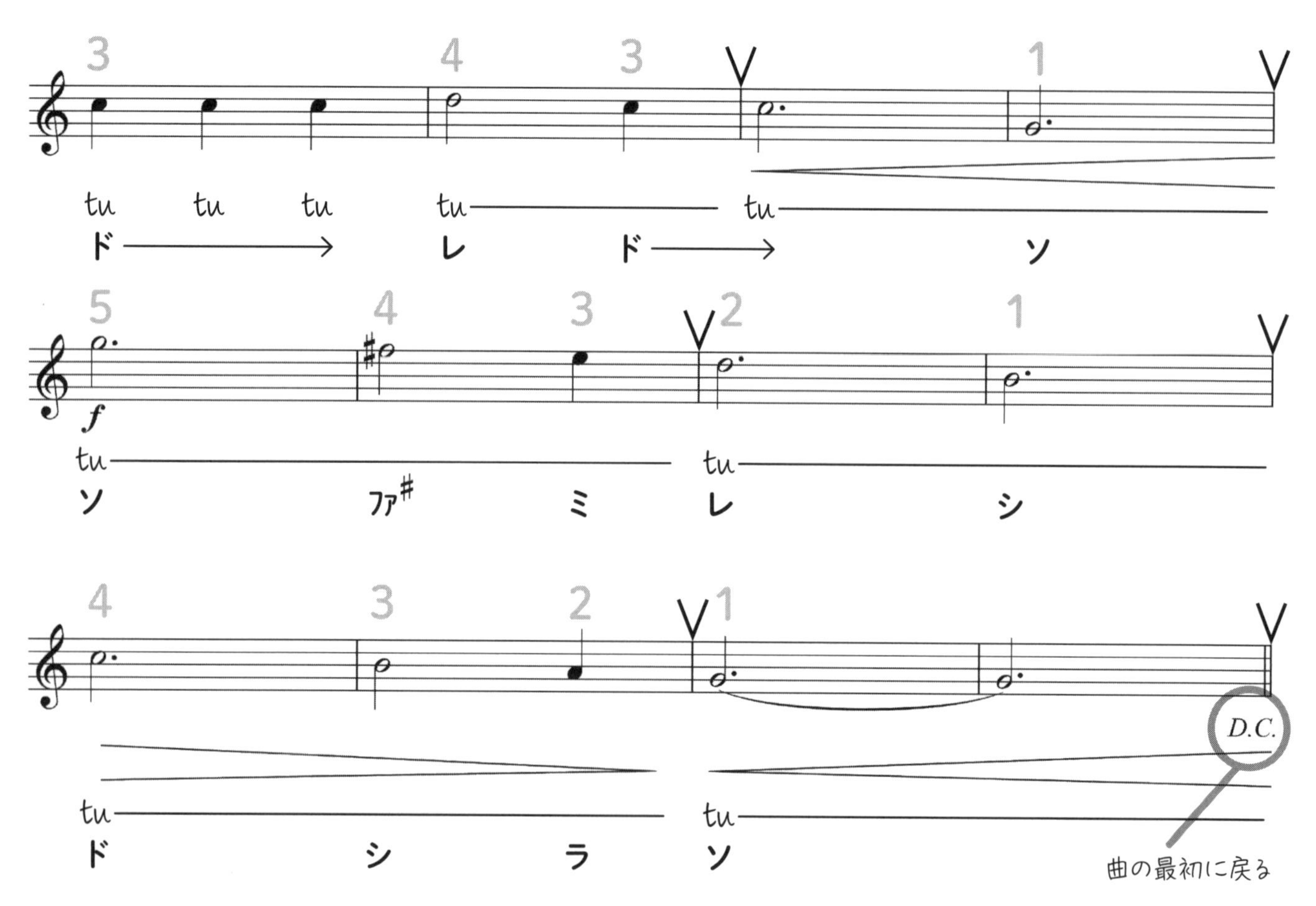


注）曲の演奏順は A→A→B→A *Fine* で終わりです。

編曲：Mon"Design-NeT"　YouTube演奏　ピアノ・シンセ：Mon"Design-NeT"

この曲以降、YouTube模範演奏動画の後半に鍵ハモの弾き方がわかる解説動画が入ります。動画を観ながら、さらに技術を磨いていきましょう。

ノクターンは日本語で
「夜想曲（やそうきょく）」という意味の言葉です。
文字で表される通り「夜の想いを表現した曲」です。
付点二分音符や、
長くのばす音符がたくさん出てきます。
たっぷり呼吸をして1音1音美しく
表現してみましょう。

夜の森をイメージした
ピアノとシンセサイザーの
伴奏に合わせてみましょう！

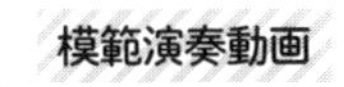

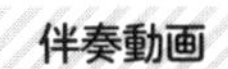

# ・ ノクターン Op.9-2 ・

**作曲：F.ショパン**

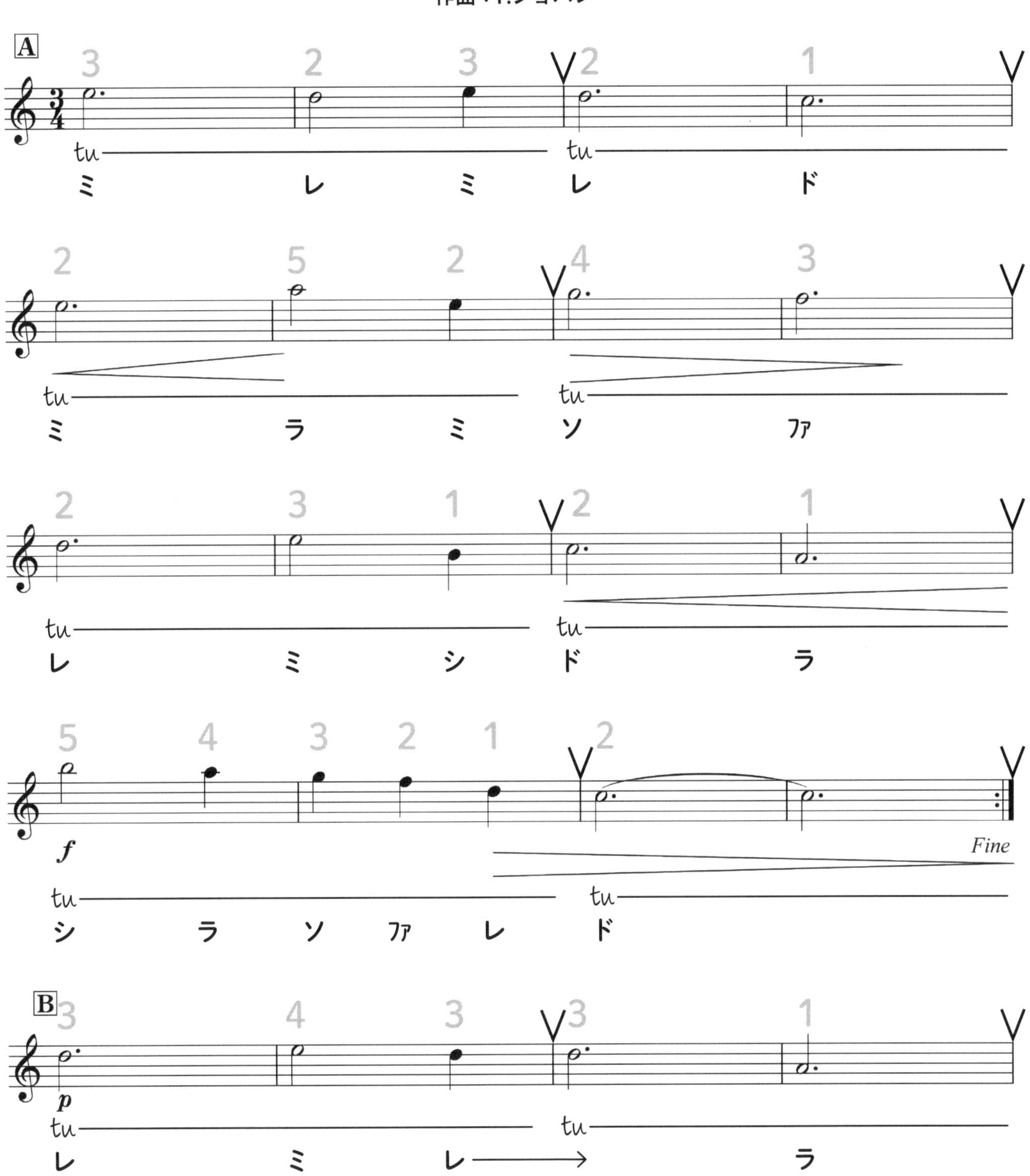

**※楽譜は左ページから始まります**

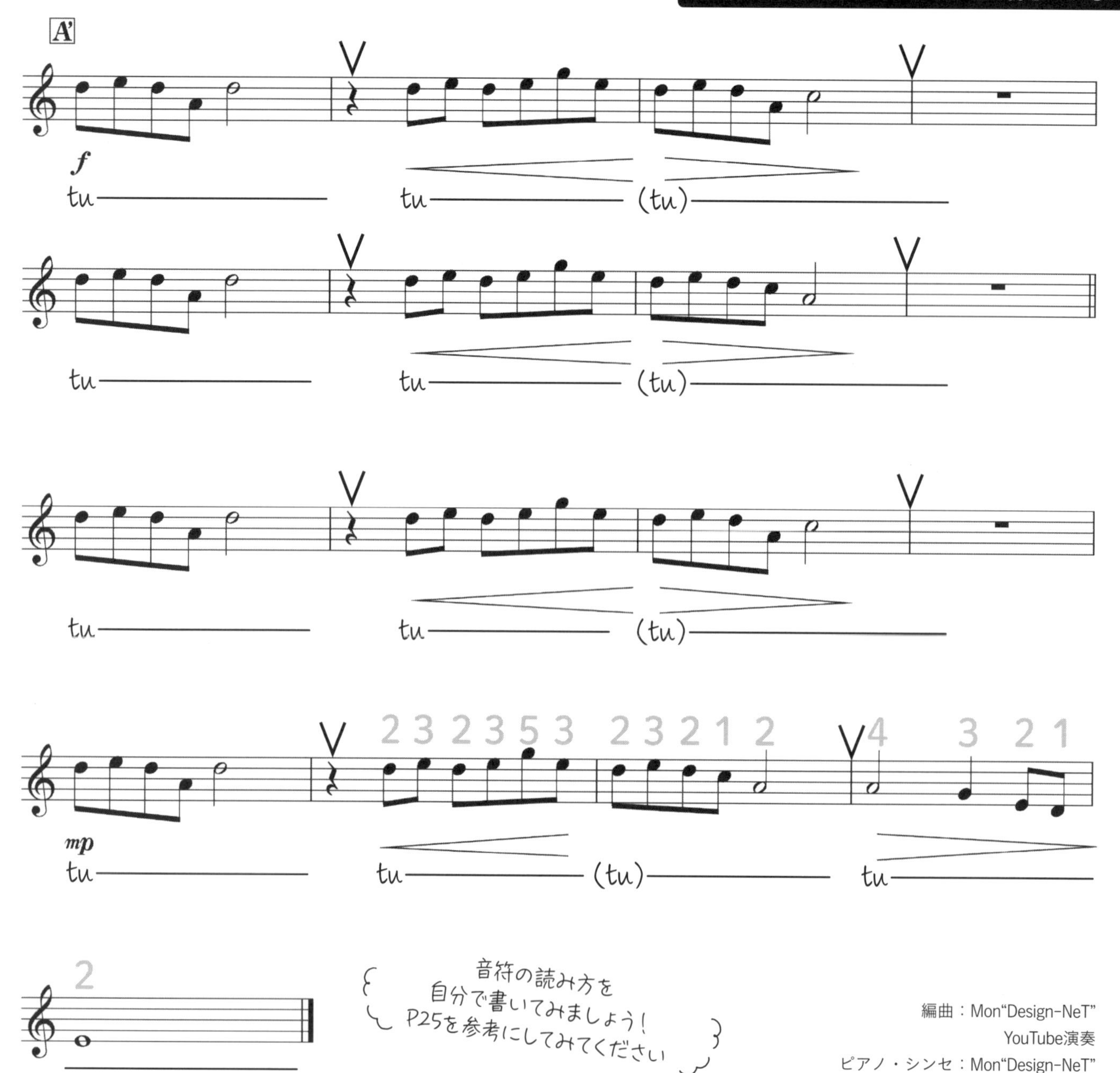


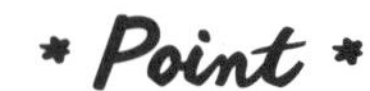

切ないメロディーに哀愁を感じる名曲。
下の音楽記号に注意して、さらに表情をつけて弾いてみましょう。

## 音楽記号の解説

***mp*** ＝**メゾピアノ**…やや弱く吹く　　***mf*** ＝**メゾフォルテ**…やや強く吹く

【強さの順番】

***p*** < ***mp*** < ***mf*** < ***f***

▬ ＝**全休符**…4拍休む

# 「戦場のメリークリスマス」を弾いてみましょう

雪の降る聖夜をイメージした
ピアノとシンセサイザーの伴奏に
合わせてみてください。

模範演奏動画

伴奏動画

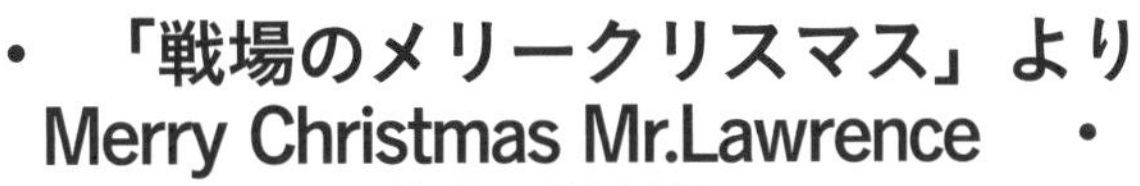


作曲：坂本龍一

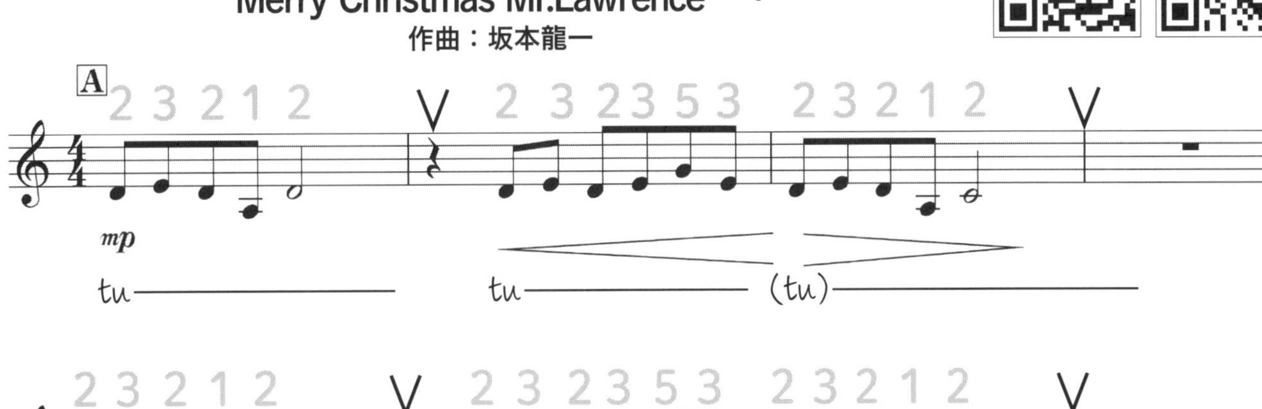


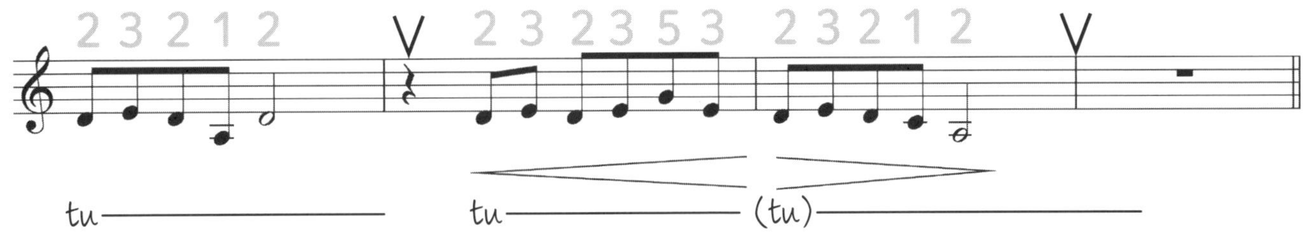


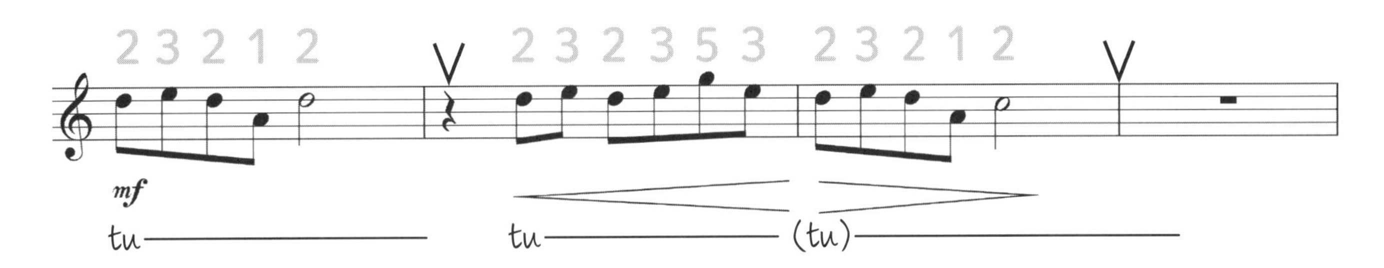


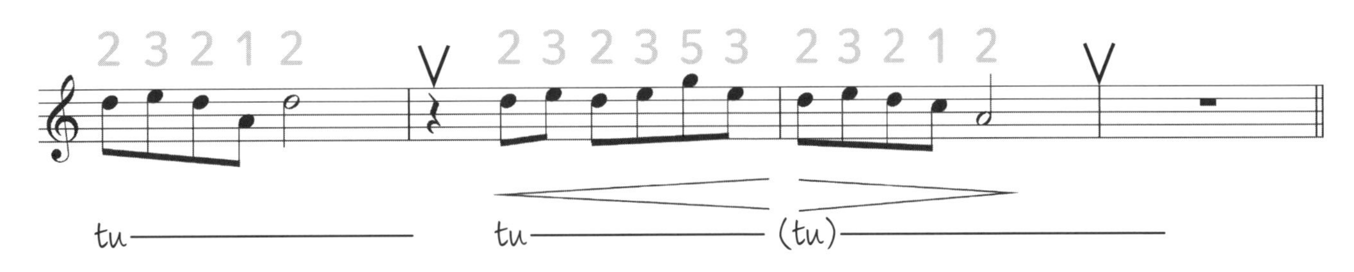


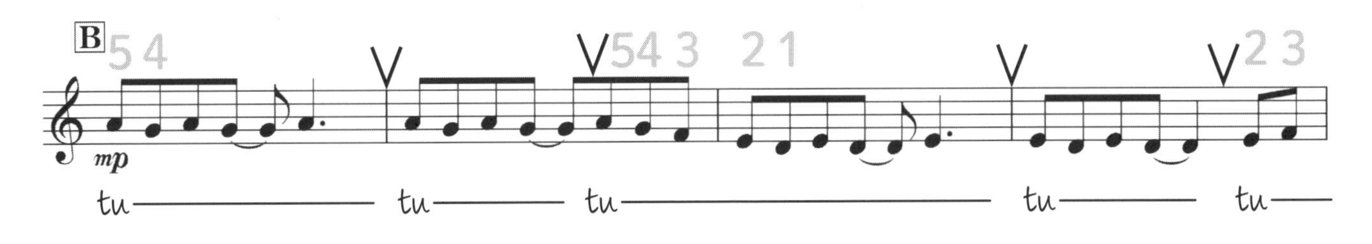


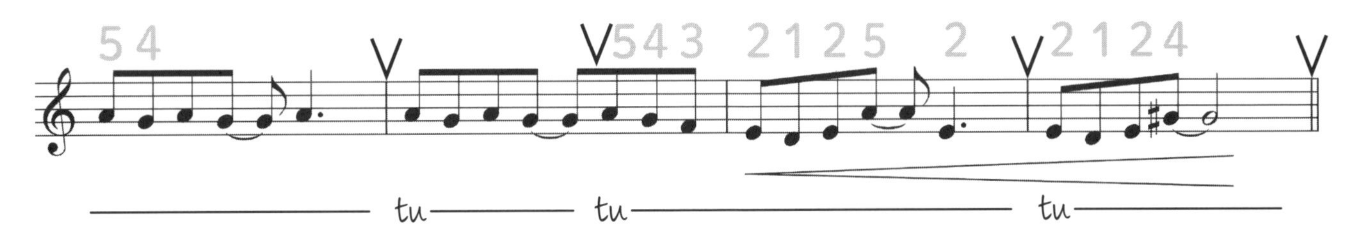

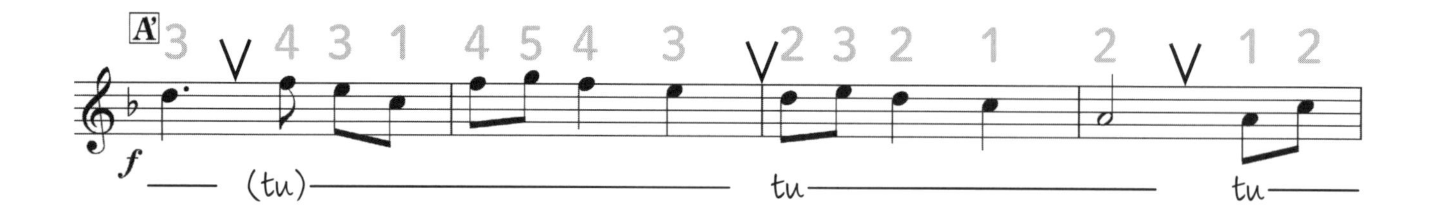


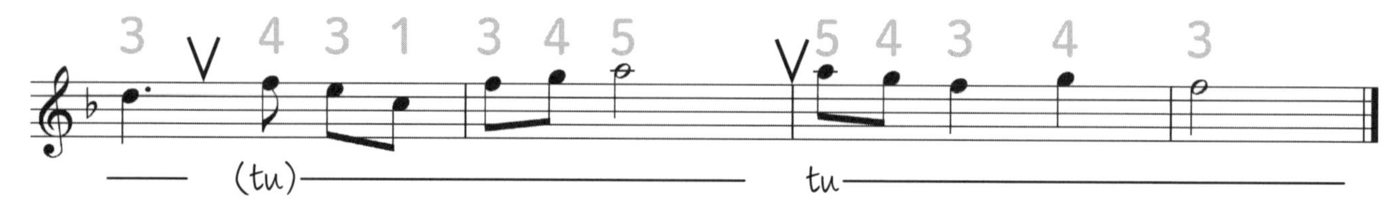


編曲：Mon"Design-NeT"

YouTube演奏　ピアノ：Mon"Design-NeT"　ベース：齋藤隆一

## * Point *

ホルストの作曲した代表的な管弦楽曲のための組曲『惑星』。
そのなかでも「木星（Jupiter）」の中間部の旋律はとても美しく、クラシックに限らず様々なジャンルのアーティストにカヴァーされている名曲です。
前半は静かに穏やかに、そして後半に向かって盛り上げていきましょう！

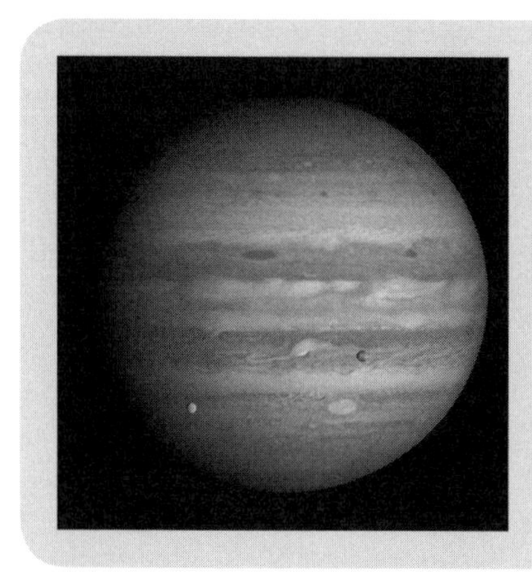

ジュピターはホルストの
組曲「惑星」のなかの一曲で、
ほかにも火星、金星、水星、土星、
天王星、海王星といった
曲があるんですよ！
ぜひ一度全曲聴いて宇宙へ
想いをはせてみてください。

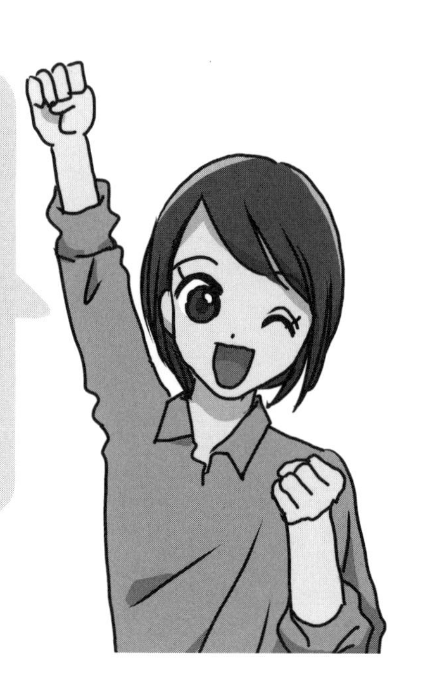

# 「ジュピター」を弾いてみましょう

どこまでも広がる大宇宙をイメージした
ピアノとコントラバスの
伴奏に合わせてみましょう！

模範演奏動画

伴奏動画

## ・『惑星』より「Jupiter」・

作曲：G.ホルスト

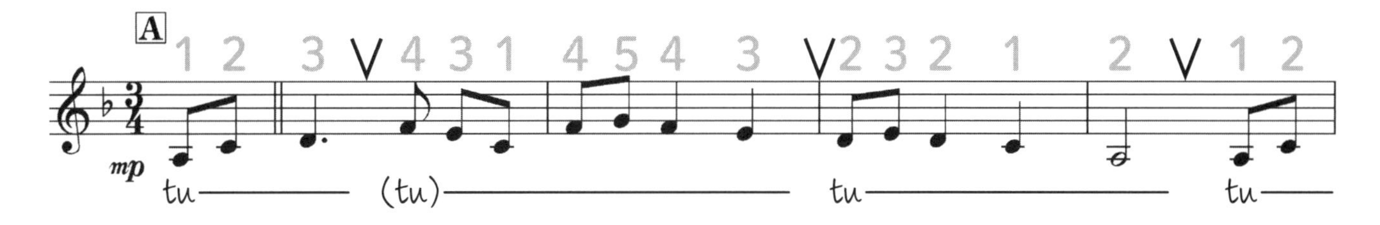


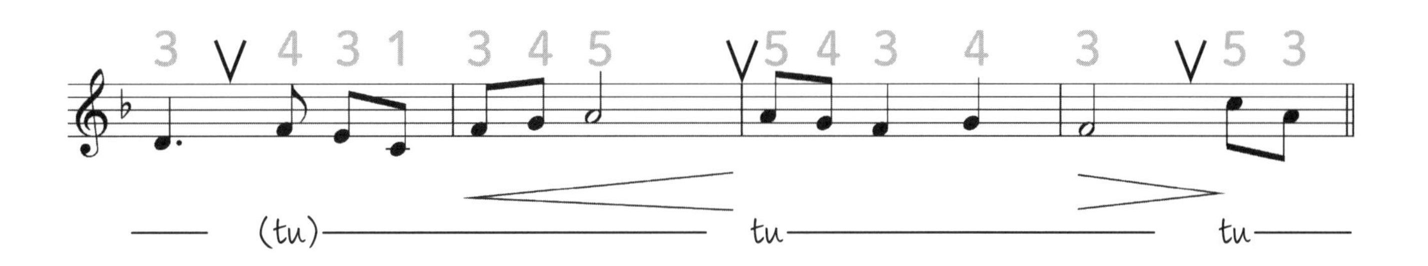


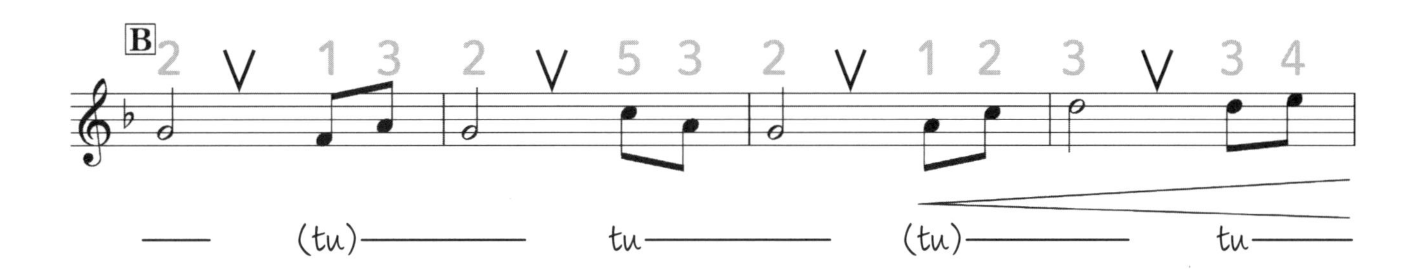


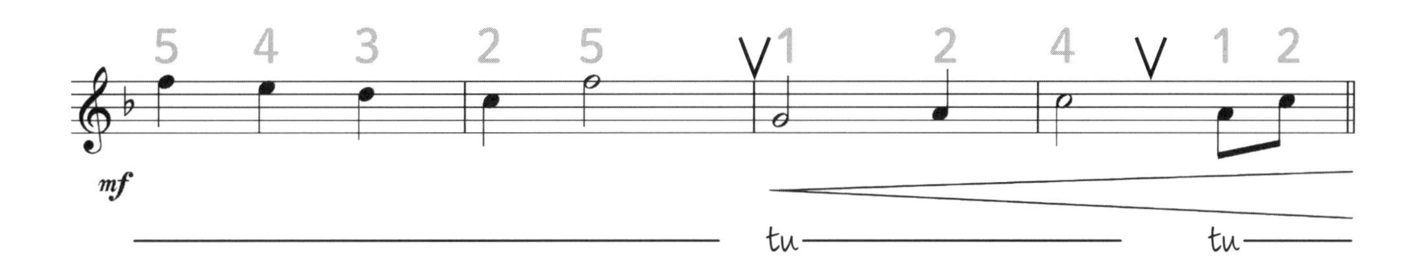

Lesson 8

# 和音を使って【You raise me up】と【夏祭り】の伴奏をしてみよう♪

吹奏楽器（フルートやクラリネット、トランペットなど）は
単音しか出せませんが、鍵ハモは吹く楽器でありながら、
いくつもの音を同時に出すことができます。

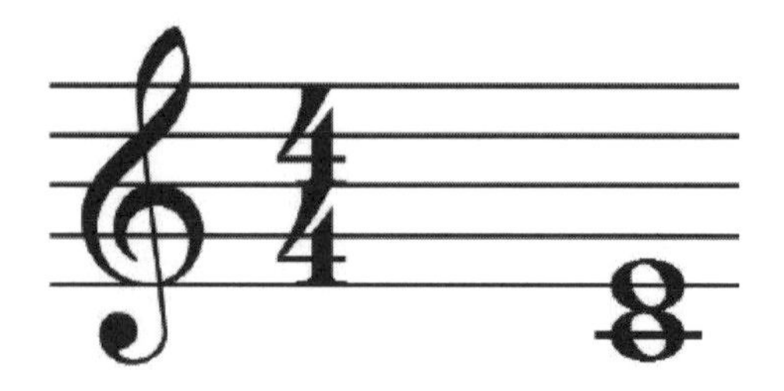

和音とは2音以上を同時に弾いて出す音です。
楽譜上では音符が縦に積み重なります。
違う音を同時に鳴らすことで、
迫力とハーモニーが深まります。

check 鍵盤を2つ押すと鍵盤ハーモニカ内のバルブが2つ開くので、
1音の時よりたくさん息を使います。
さらにお腹をしっかり意識して、吹いてみましょう!!

## 「You raise me up（和音伴奏ver.）」を弾いてみましょう

まずは和音を弾いてみましょう。この3つの和音で弾けます。

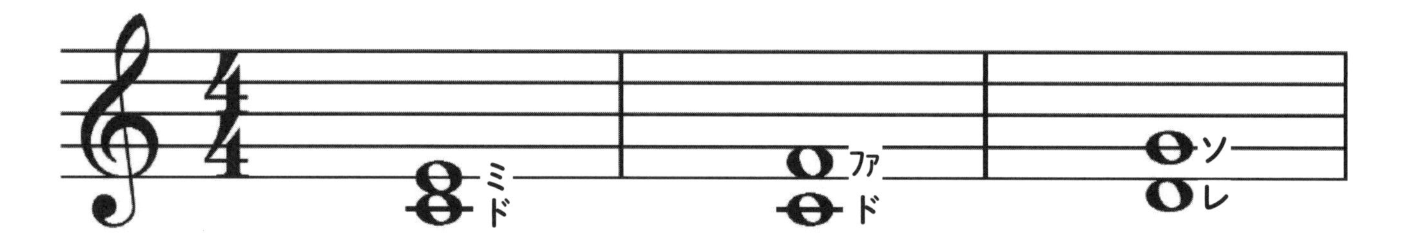


*Point*

音符の上のアルファベットは「コード（和音）」とは、
同時に演奏された2つ以上の音のハーモニーです。
わかる方はコードを使ってアレンジし、楽しんでください。

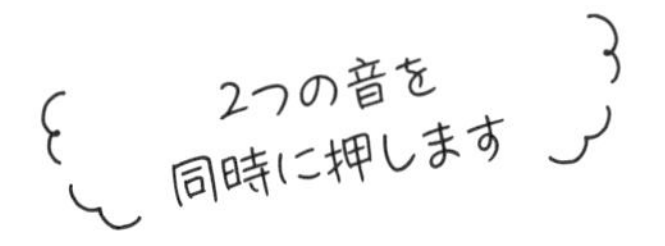


ヴァイオリンの美しいメロディーの
伴奏をしてみましょう。

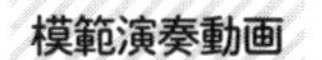


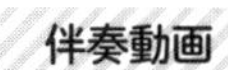

# ・ You raise me up（和音ver.） ・

**作曲：ロルフ・ラヴランド**

**A**

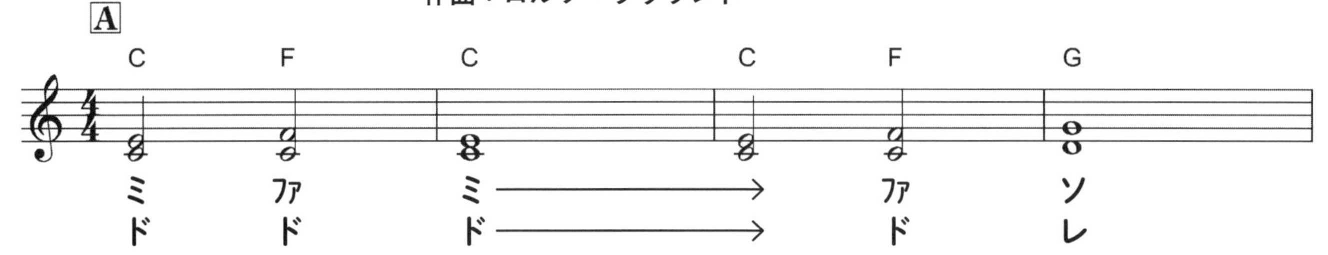


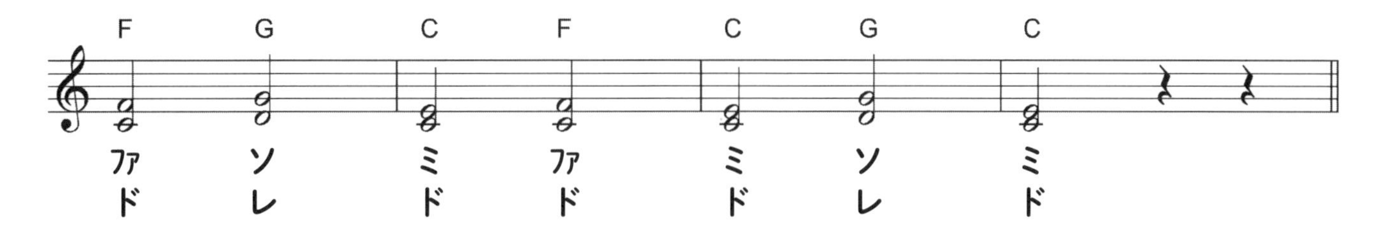


**B** 𝄋

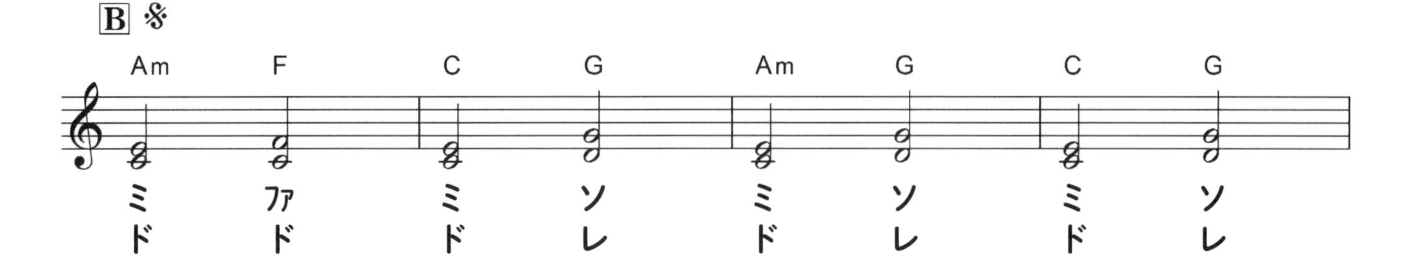


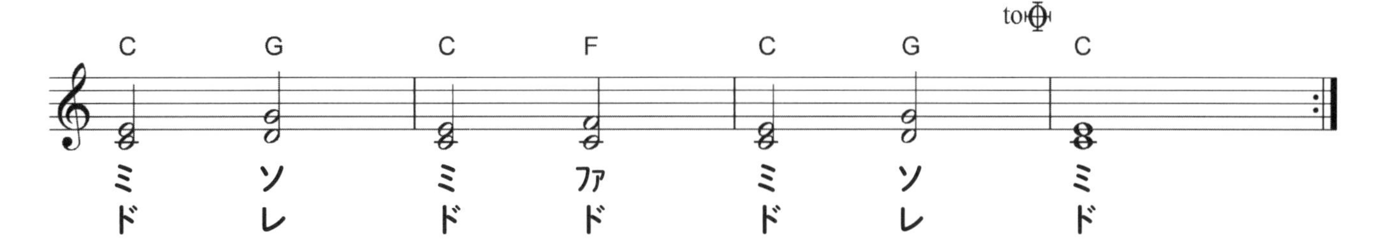


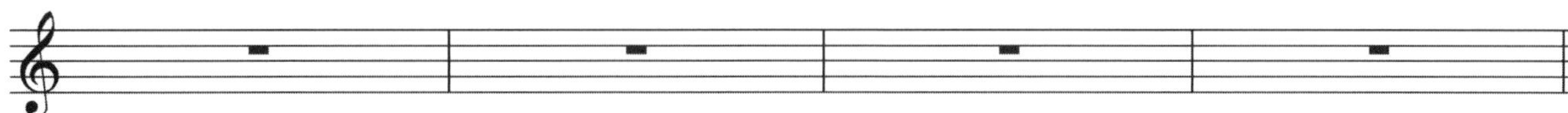

*D.S.*

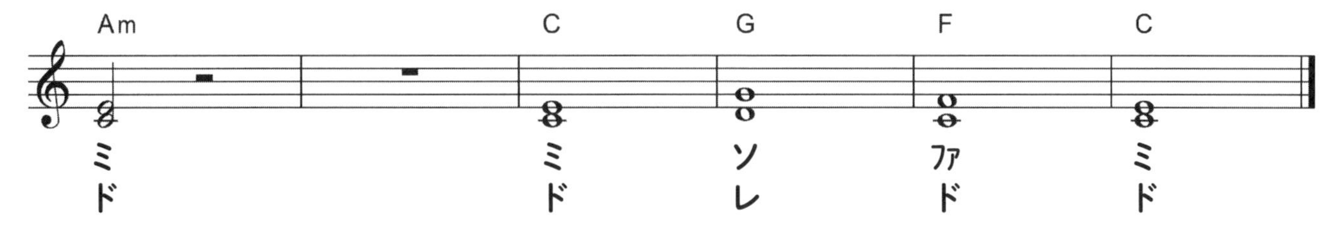


注）曲の演奏順は**A**→**B**→**A**→**B**→*D.S.*→**B**→to Φ*Coda*で終わりです。

編曲：Mon"Design-NeT"

YouTube演奏　ヴァイオリン：堀内純　ピアノ：Mon"Design-NeT"　ベース：齋藤隆一

# 「You raise me up（メロディー ver.）」を弾いてみましょう

音楽記号の解説

### オクターヴ記号

記載の音より1オクターブ分、高い音を弾きます。

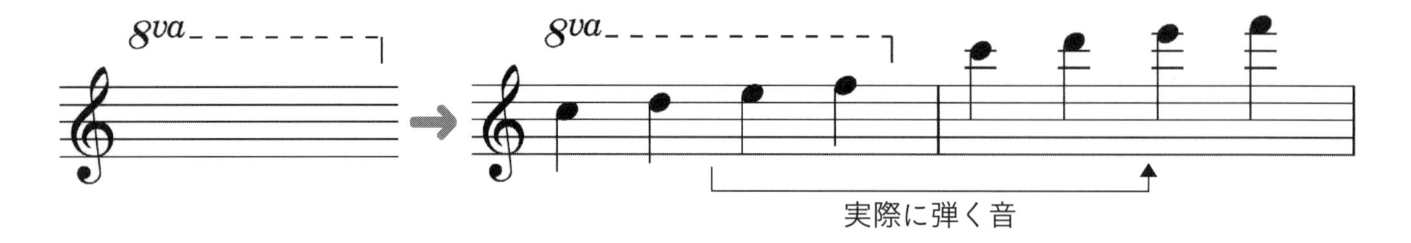


*D.S.* **＝ダルセーニョ**まで演奏したら 𝄋 **＝セーニョ**に飛んで演奏する印。

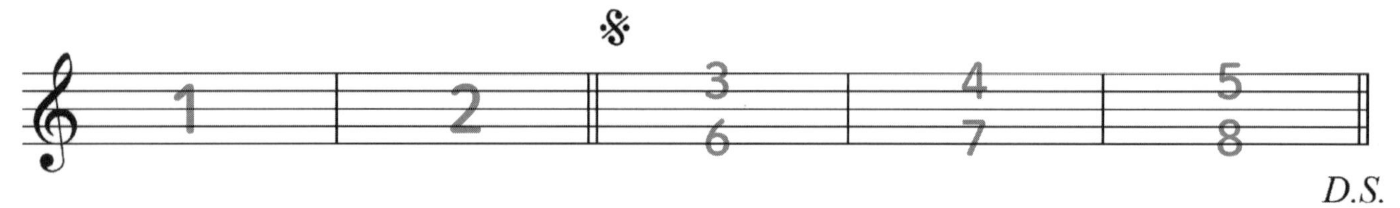


𝄌 **＝コーダ**

To Coda記号が書いてあるところからCodaと書いてある楽譜へ飛んで演奏する印。Codaは結尾部を意味します。

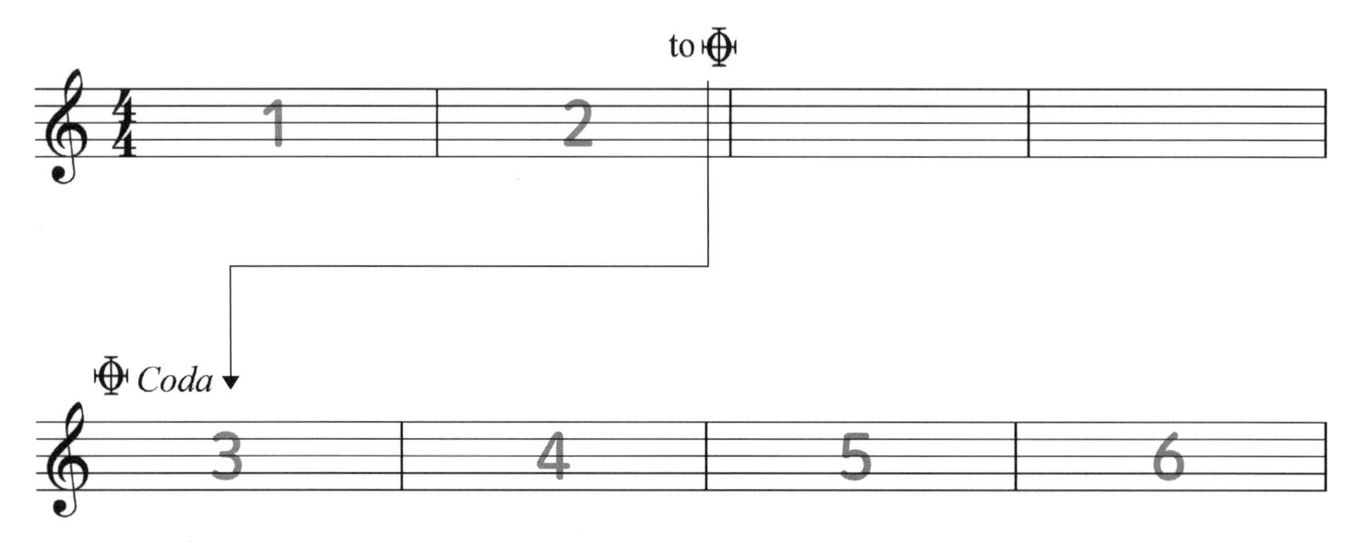

アイルランド音楽が織り込まれた心に響く旋律を、
ヴァイオリン、ピアノ、コントラバスの
伴奏に合わせて吹いてみましょう。

模範演奏動画

伴奏動画

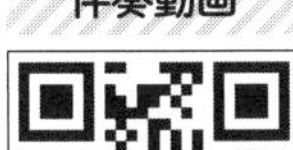

## ・ You raise me up（メロディー ver.） ・

作曲：ロルフ・ラヴランド

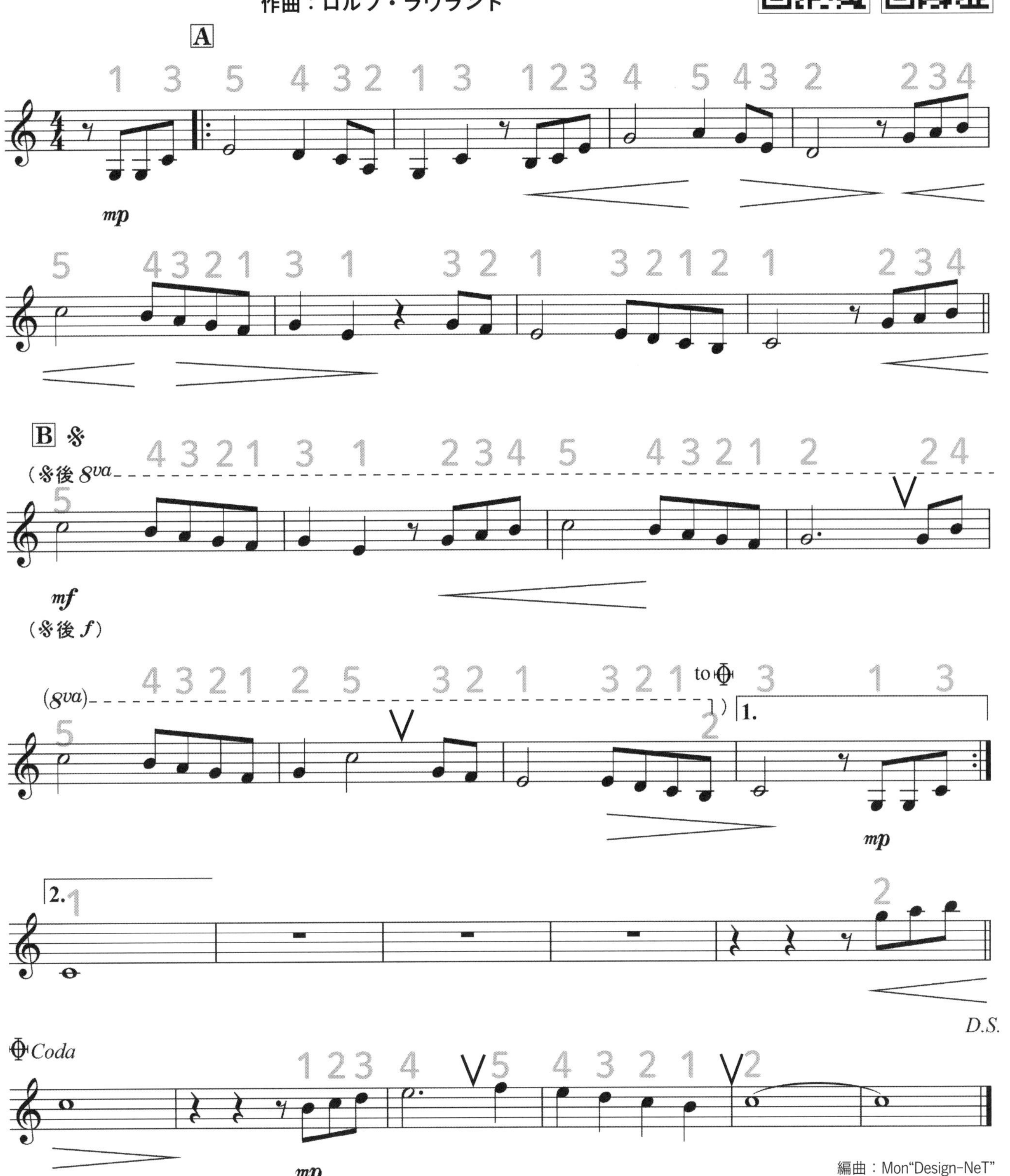


編曲：Mon"Design-NeT"

YouTube演奏　ヴァイオリン：堀内純　ピアノ：Mon"Design-NeT"　ベース：齋藤隆一

注）曲の演奏順はA→B→1.→A→B→2.→D.S.→B→to Φ Codaです。

# 「夏祭り（和音ver.）」を弾いてみましょう

基本的な和音を弾けるようになったら、弾ける和音の種類を増やしてみましょう。
息をたっぷり吸って思い切り和音を弾くと、この曲の元気な雰囲気が楽しめます！
この5つの和音で弾けます。

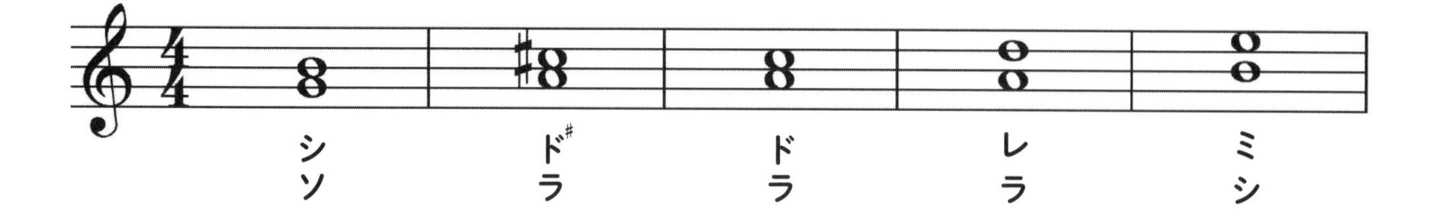


## 音楽記号の解説

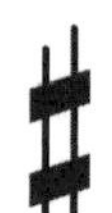

**＝シャープ**

半音上げる（黒い鍵盤を使います）。
ファ♯の場合、ファとソの間の黒い鍵盤を使います。

♭ **＝フラット**

半音下げる（黒い鍵盤を使います）。
シ♭の場合、シとラの間の黒い鍵盤を使います。

♮ **＝ナチュラル**

♯、♭を取って元の音に戻す。

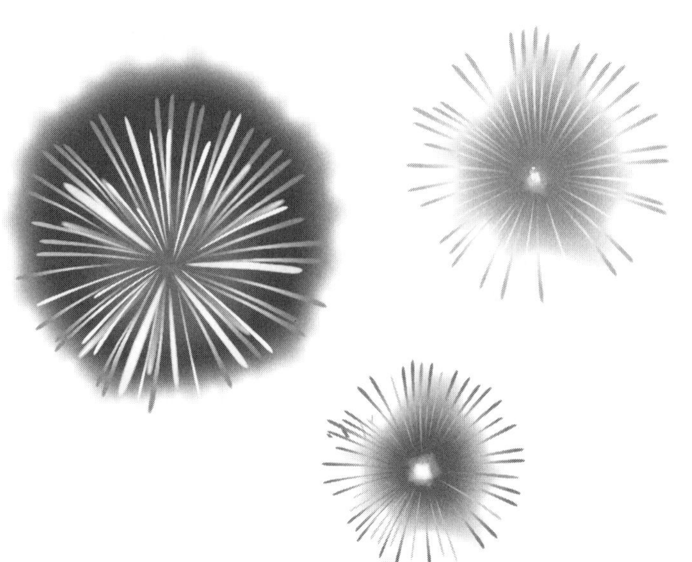

和の雰囲気を感じながら
唄の伴奏にチャレンジ！

模範演奏動画　伴奏動画

## ・　夏祭り（和音ver.）　・

作曲：破矢ジンタ

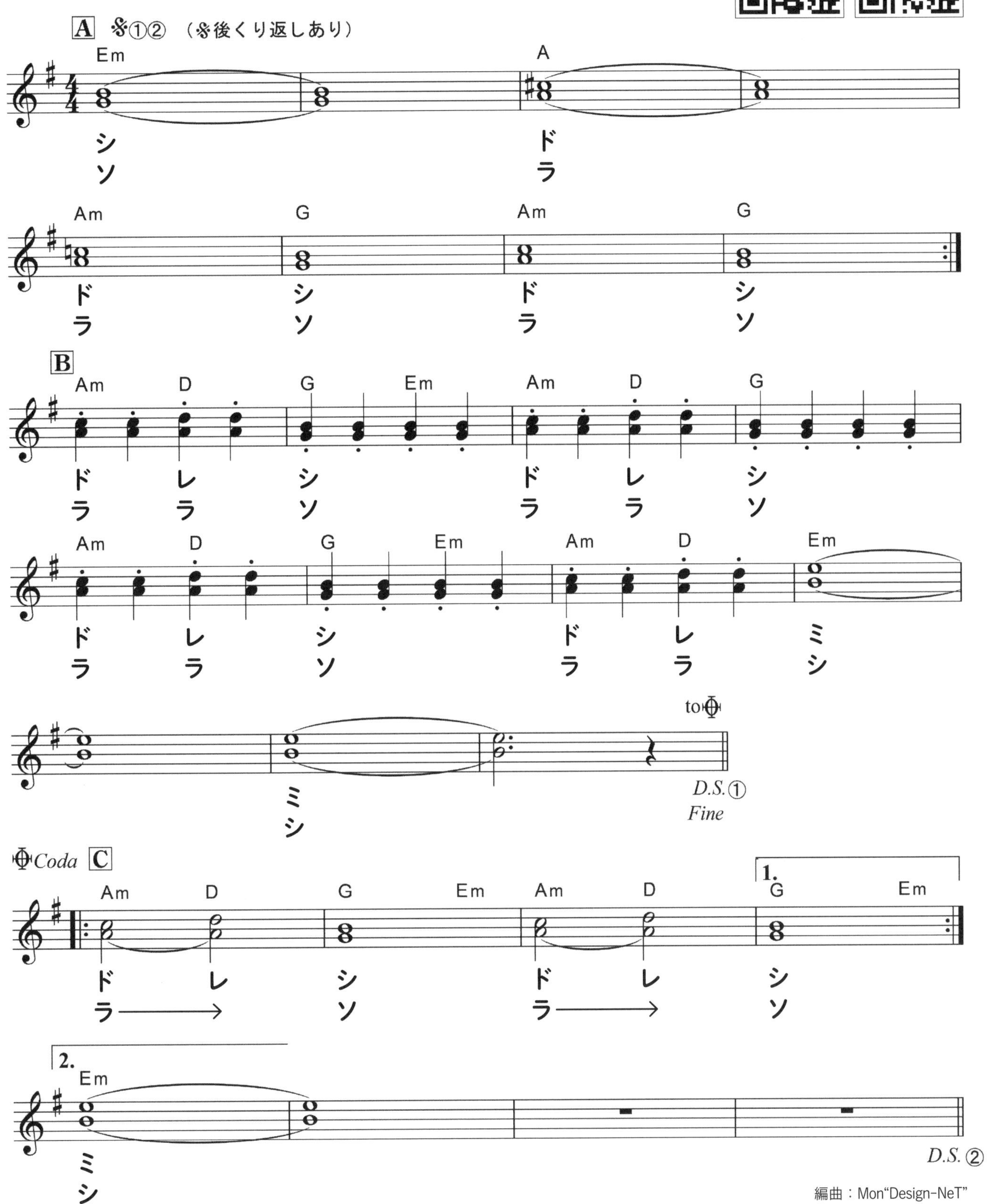


編曲：Mon"Design-NeT"

YouTube演奏　唄：Emme　尺八：小濱明人　津軽三味線：雅勝　ピアノ：Mon"Design-NeT"

注）曲の演奏順はA→A→B→D.S.①→A→A→B→to ΦCoda→C→1.→C→2.→D.S.②→A→A→B→Fineで終わりです。

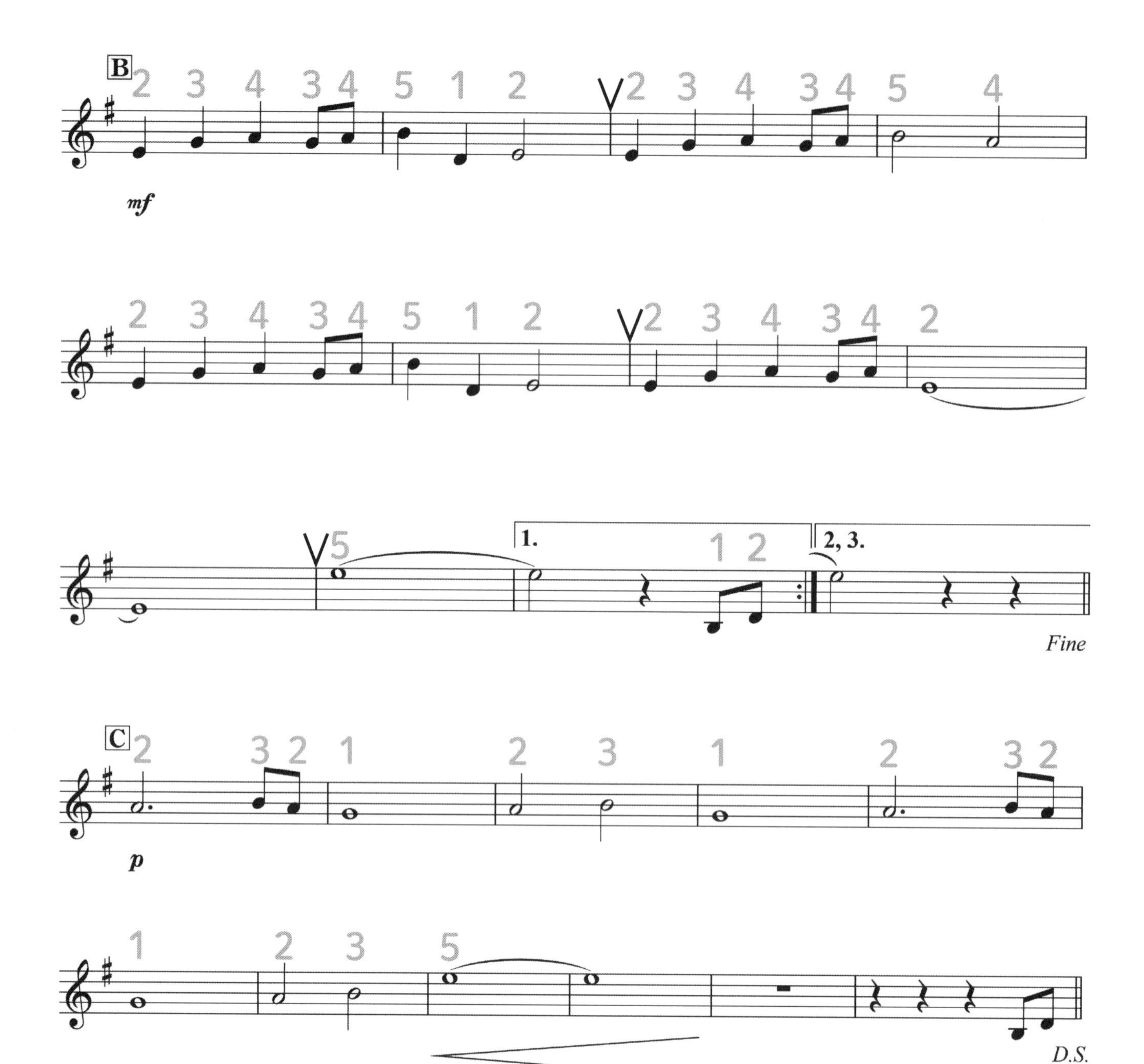


編曲：Mon"Design-NeT"

YouTube演奏　唄：Emme　尺八：小濱明人　津軽三味線：雅勝　ピアノ：Mon"Design-NeT"

注）曲の演奏順は Intro. → A → A' → B → 1. → A → A' → B → 2. → C → *D.S.* → A → A' → B → 3. → *Fine* で終わりです。

和のリズムにノッて、
尺八や三味線に合わせて演奏しましょう。

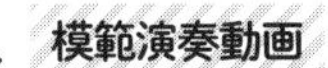

## ・ 夏祭り（メロディー ver.） ・

**作曲：破矢ジンタ**

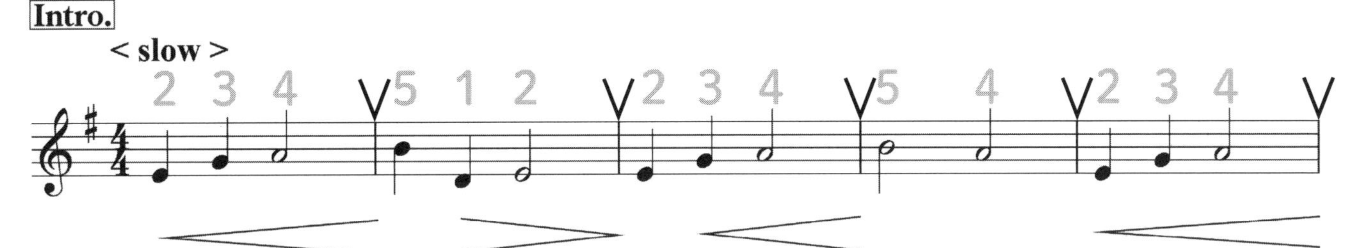


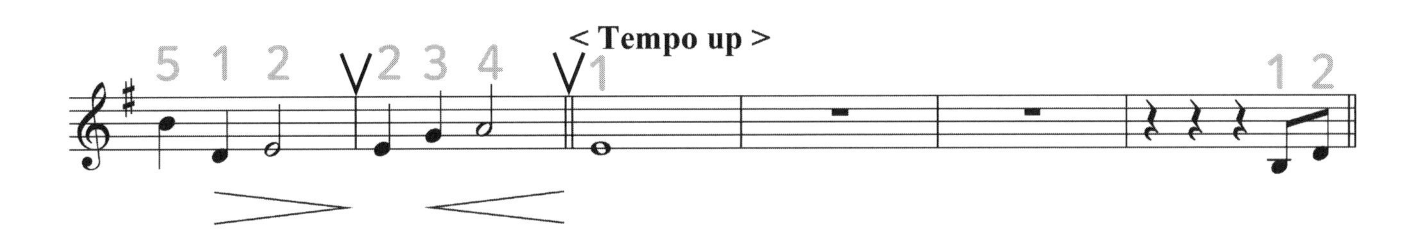


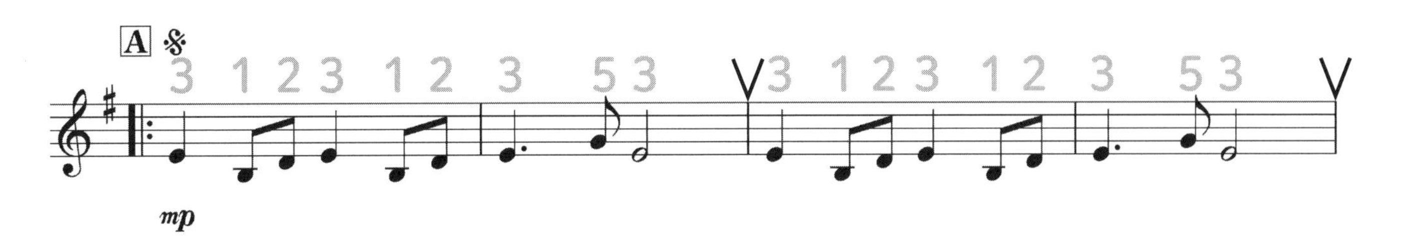


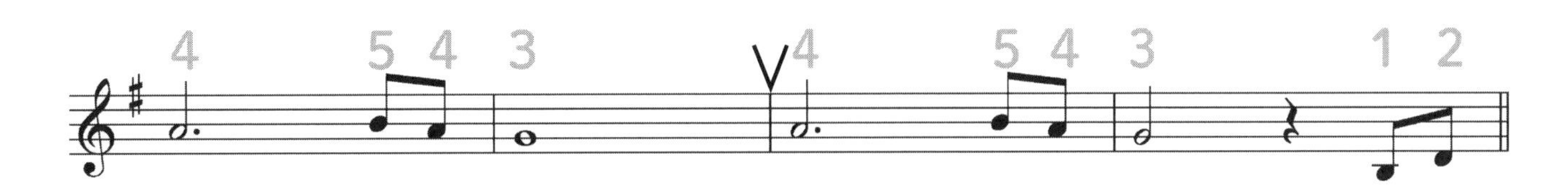


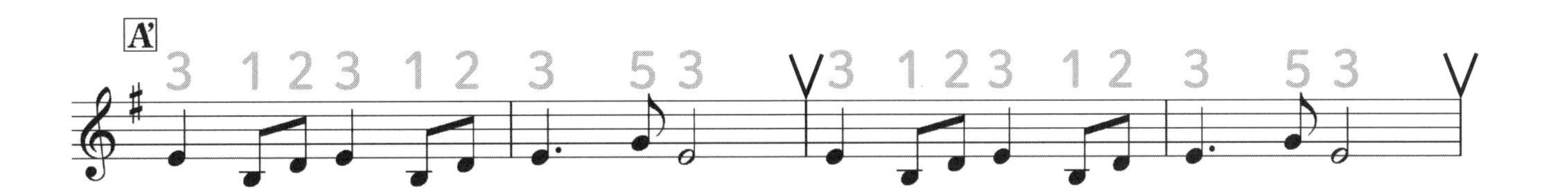


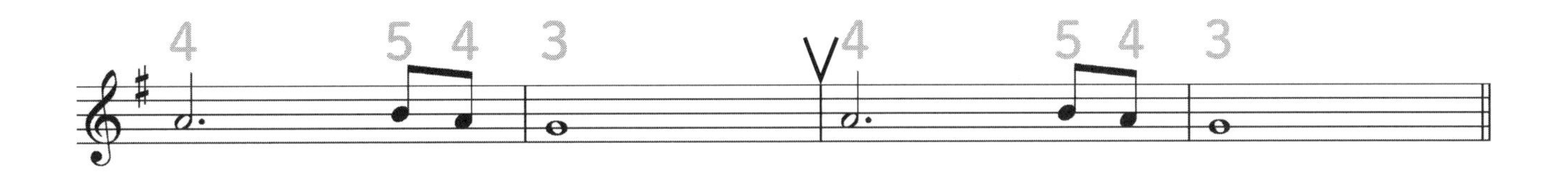

# 鍵ハモを上手に演奏できるようになったら Let's インスタライブ！

\フォローしてね!!/
大人の鍵ハモLesson：@kenhamolesson

インスタグラムでライブ配信ができるインスタライブ。ライブ配信なんて縁遠いもの、と思われる方も多いかもしれませんが、インスタライブはスマホさえあれば簡単にできます。演奏の披露や合奏など、インスタライブで鍵ハモの世界を広げましょう。

## 配信準備を開始

早速ライブ配信を開始しましょう。また、ライブ配信開始前に、画面左側に表示されたボタンをタップすると、そのライブにタイトルが付けられます。広い範囲に配信する際は、わかりやすいタイトルを付けてください。

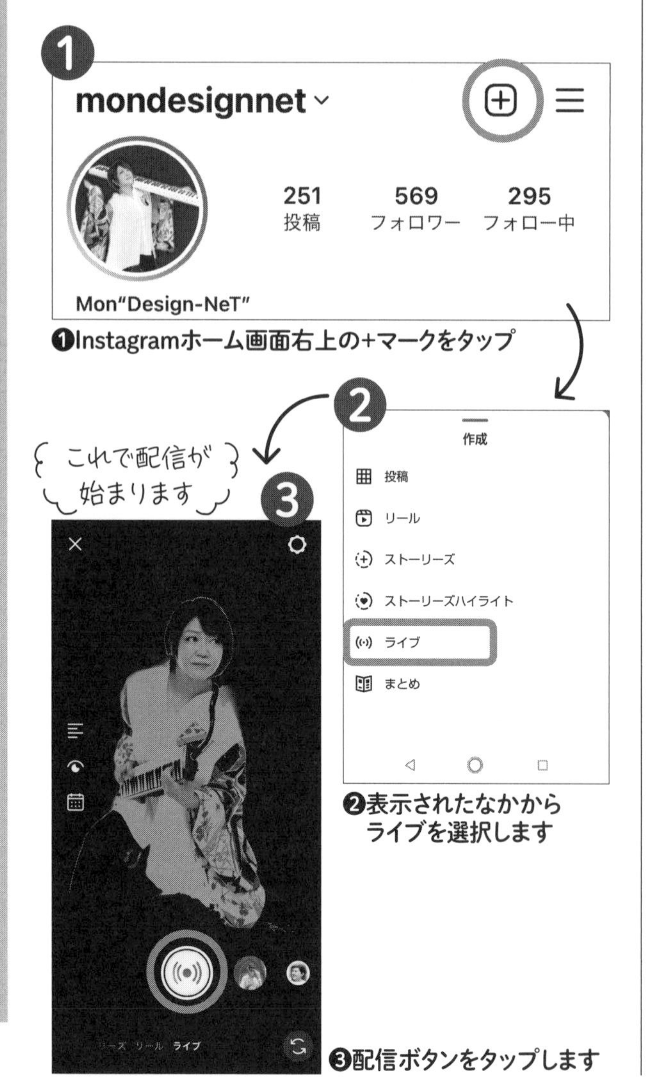


❶Instagramホーム画面右上の+マークをタップ

❷表示されたなかから ライブを選択します

❸配信ボタンをタップします

## 公開範囲設定を確認

ライブ初心者の方は、いきなり多くの人に配信するのはためらわれるはず。「親しい友達リスト」のみに配信したり、指定したアカウントからは見られないようにする非公開設定がおすすめです。配信前に公開範囲を設定しておきましょう。

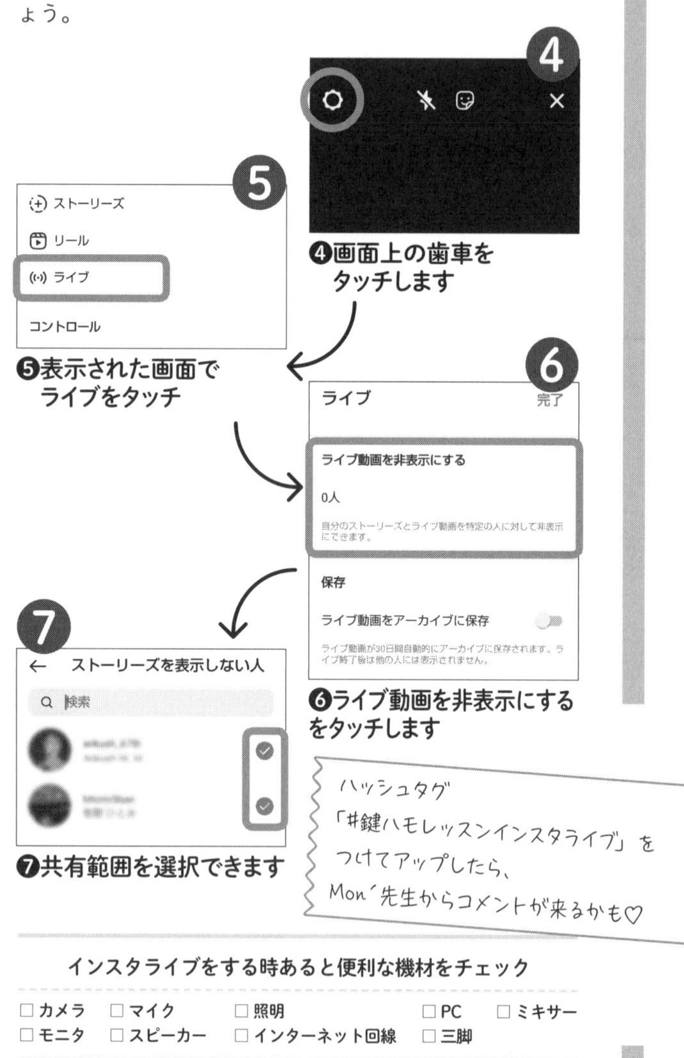


❹画面上の歯車を タッチします

❺表示された画面で ライブをタッチ

❻ライブ動画を非表示にする をタッチします

❼共有範囲を選択できます

**インスタライブをする時あると便利な機材をチェック**

□カメラ　□マイク　□照明　□PC　□ミキサー
□モニタ　□スピーカー　□インターネット回線　□三脚

Lesson 9

# これが弾けたら鍵ハモマスター！ 鍵盤ハーモニカで、ピアソラの名曲【リベルタンゴ】のソロに挑戦してみよう♪

YouTubeの鍵ハモ動画でも多くの演奏動画がアップされている、
鍵ハモ演奏における代表曲ともいえる「リベルタンゴ」。いろいろな演奏動画を
探して聞いてみてください。これが弾けるようになったら鍵ハモマスターです。
繰り返し練習してみましょう。

check ソロは、一人でメロディーを弾くことです。かっこよく決まると気分爽快！
「ソロ」の部分8小節は、コード(和音)とスケール(音階)をもとに、
自由に演奏できる箇所！　慣れてきたら、自分らしくアレンジして吹いてみましょう。

check リフとは…？
リフとはリフレインのことで、音型やリズムがパターンとなって繰り返されたもの。
リベルタンゴは激しく印象的なリフと、のびやかな哀愁漂うメロディーが合わさって、
より一層人の心をひきつける楽曲となっています。

鍵盤ハーモニカはタンゴの演奏に欠かせないバンドネオンの音色に似ているので、演奏しながら雰囲気を楽しみましょう！

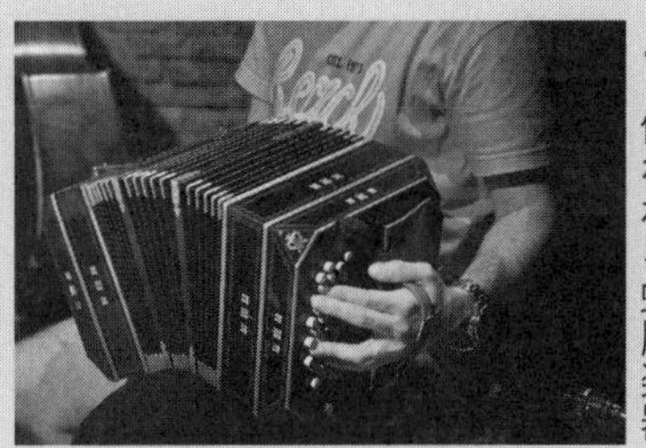

⬅バンドネオンはアルゼンチン・タンゴなどでよく使われる蛇腹楽器

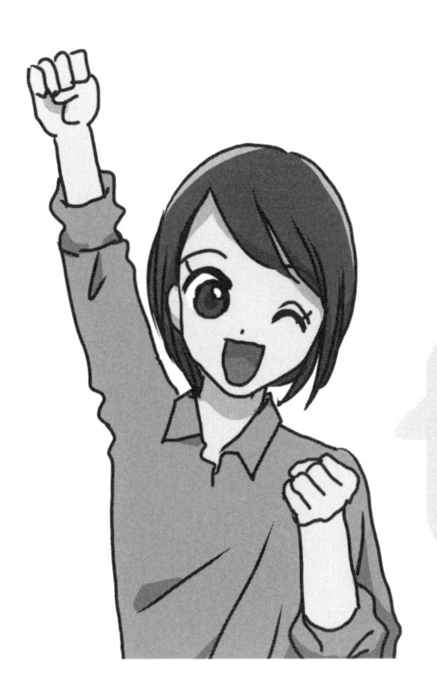

難しい曲ですが、弾けたらとってもかっこいい!!
1小節ずつゆっくり何回も練習して
完璧に仕上げていきましょう。

C
to Φ
個性が光るポイント。
アレンジしても楽しいですよ。
ケンハモソロ
ソロ
16
16小節休み
D.S.
伴奏動画を聴きながら16小節お休み。
三味線の音色を楽しんでください。
リベルタンゴといえばこのフレーズ。
有名なリフに挑戦しましょう。
Φ Coda
f
1.
2.
gliss.

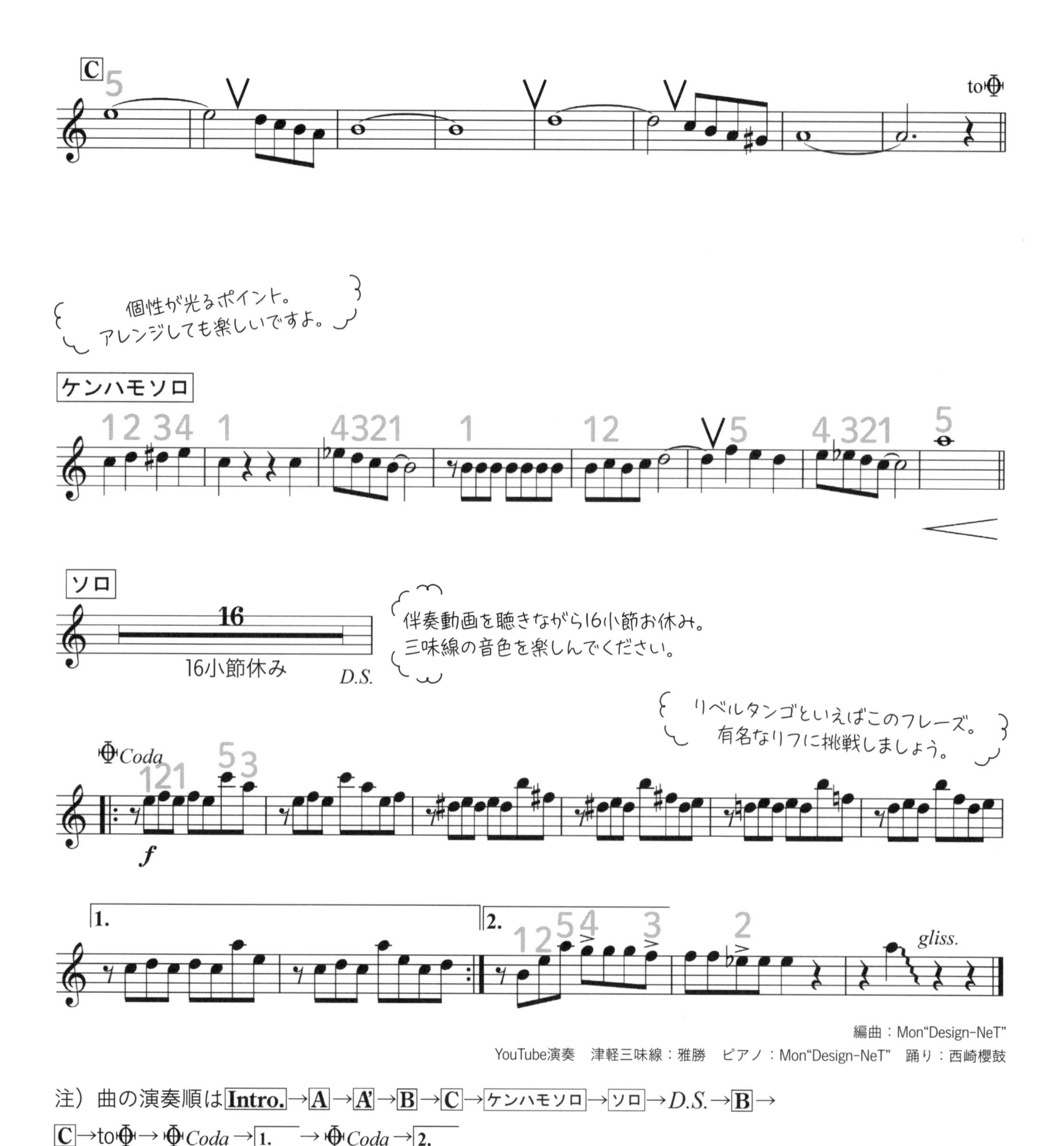

編曲：Mon“Design-NeT”

YouTube演奏　津軽三味線：雅勝　ピアノ：Mon“Design-NeT”　踊り：西崎櫻鼓

注）曲の演奏順は **Intro.**→**A**→**A'**→**B**→**C**→ケンハモソロ→ソロ→*D.S.*→**B**→**C**→to Φ→Φ *Coda*→**1.**→Φ *Coda*→**2.**

コードで演奏したい方は、YouTubeの概要欄のリンクから楽譜にアクセスしてください。

世界各国で様々な編成で演奏される有名曲ですが、
ピアノと三味線と踊りでの伴奏は非常に珍しいものです。
ソロにも挑戦して、タンゴを吹いてみましょう。

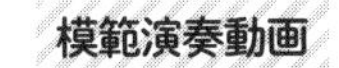


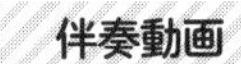

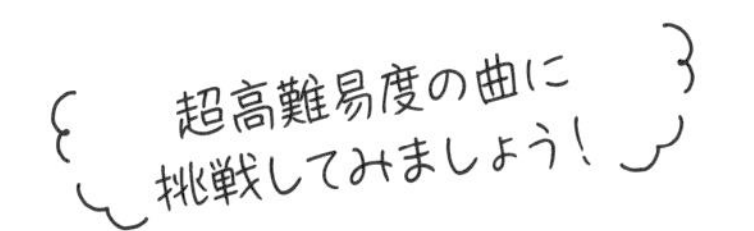


## Libertango

作曲：A.ピアソラ

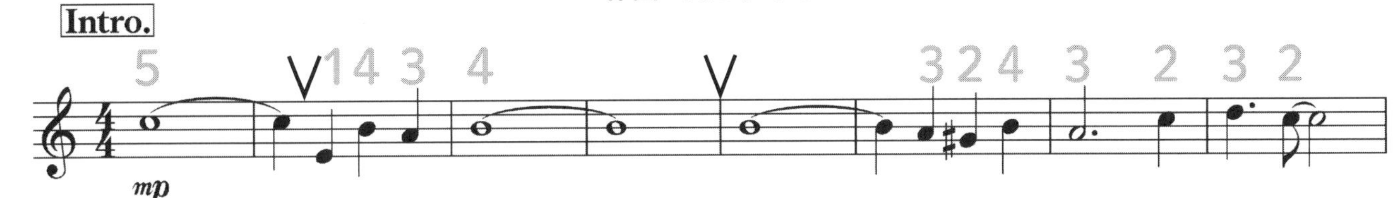


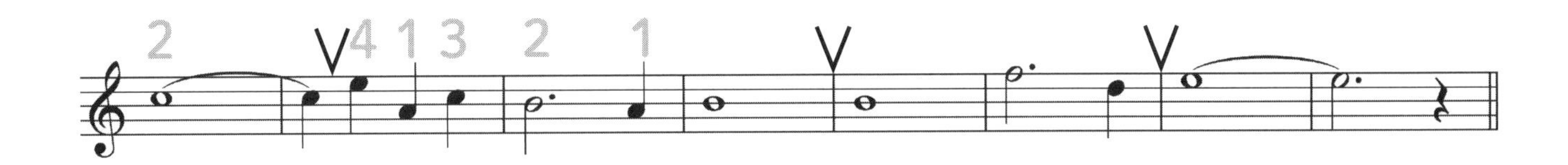

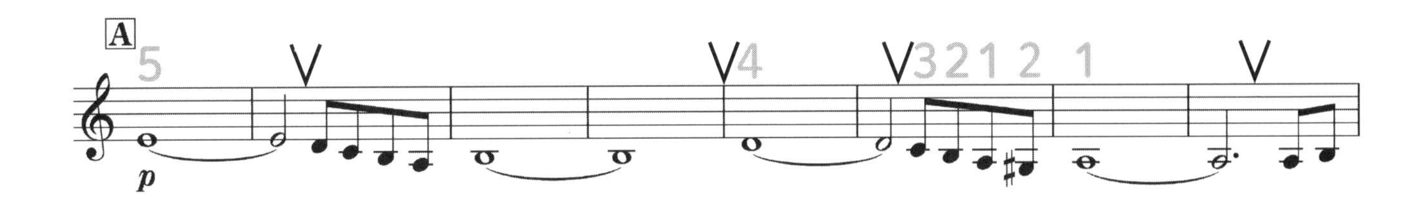


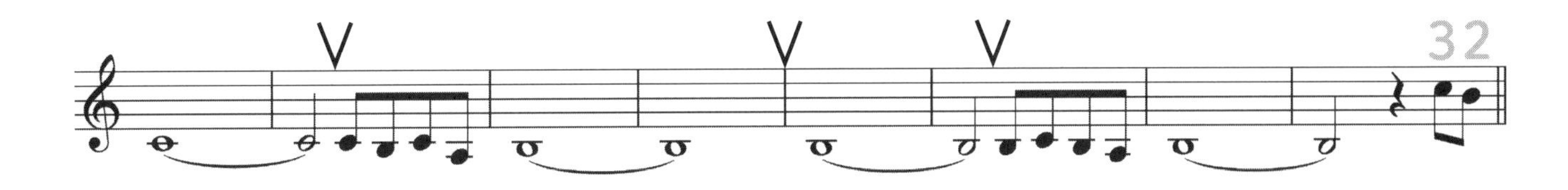

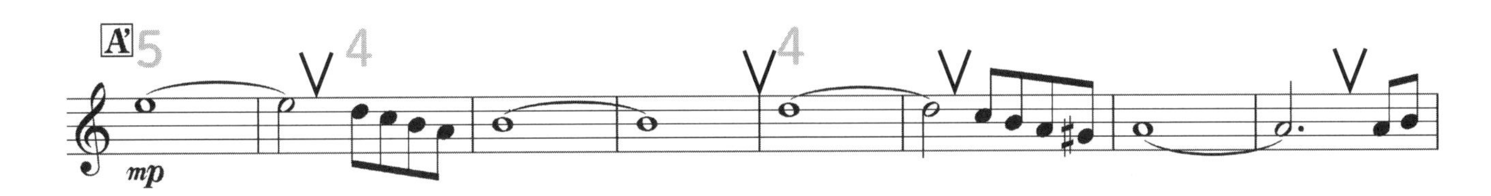


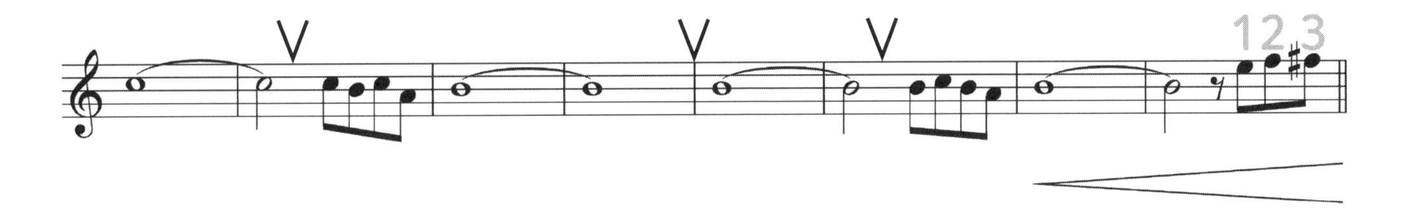

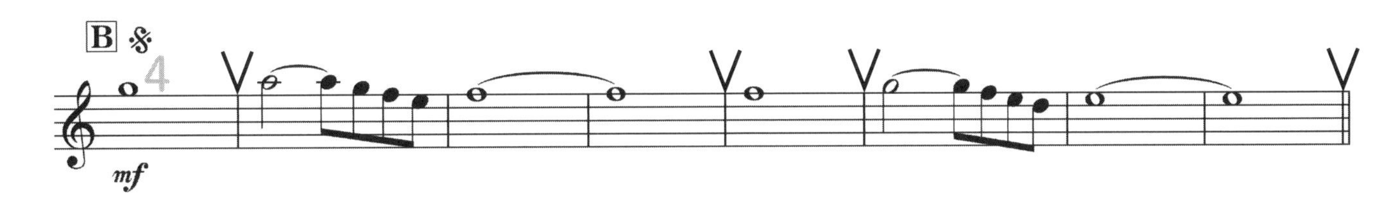

# 小学館メタバース「S-PACE（スペース）」で鍵盤ハーモニカを楽しもう！

株式会社小学館と株式会社LATEGRAの共同開発したメタバース空間「S-PACE」。
PCやスマートフォンのブラウザから気軽にアクセスでき、
様々なイベントも随時開催される予定です。鍵ハモのイベントも開催予定！

## メタバースって何？

メタバースとは、インターネット上にある仮想空間のことです。自分のアバターを作って買い物したり、遊んだり、イベントに参加したり、新しい友達を作ったり。現実世界とは異なる、もう一つのヴァーチャル世界、それがメタバースなのです。

## S-PACEって？

小学館が提供する仮想空間です。小学館のファッション誌、漫画誌、情報誌の世界などが体験できるメタバース。よくわからなくて始めづらいという人も、鍵盤ハーモニカをきっかけにS-PACEを始め、いろいろな体験を広げてみてはいかがでしょうか。

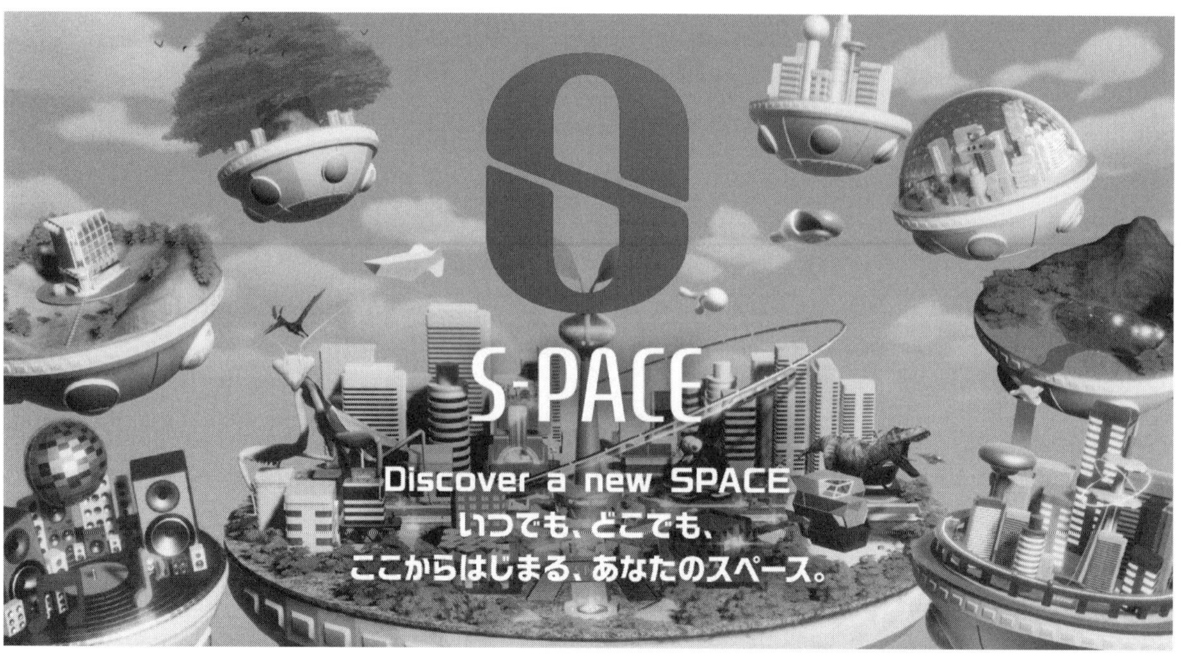


S-PACEのイベントスペースでは
**鍵盤ハーモニカのステージを開催！**
ぜひ遊びにきてくださいね。

※イベントは予告なく変更・終了する場合がございます。
詳細はS-PACEを確認してください。

ログインはコチラから
https://s-pace.land/

「大人の鍵ハモLesson」はTwitter・Instagramでもいろんな情報を告知していきます。お楽しみに！
#鍵盤ハーモニカ　#鍵ハモ　#鍵ハモインスタライブ　#ケンハモ　#メロディオン　#ピアニカ

@kenhamolesson　@kenhamolesson

# Special Thanks

スペシャルサンクス

表紙や漫画、動画作成など、この本は多くの方の協力を得て作成されています。
感謝を込めて、ご協力いただいた方をご紹介させていただきます。

表紙・エクササイズモデル

## 河本葉瑠香
カワモトハルカ

7歳で日本舞踊河本流に入門。20歳で名取「河本葉瑠香」となる。短編映画「残照のかなたに」他、踊れる女優を目指し舞台出演もしている。

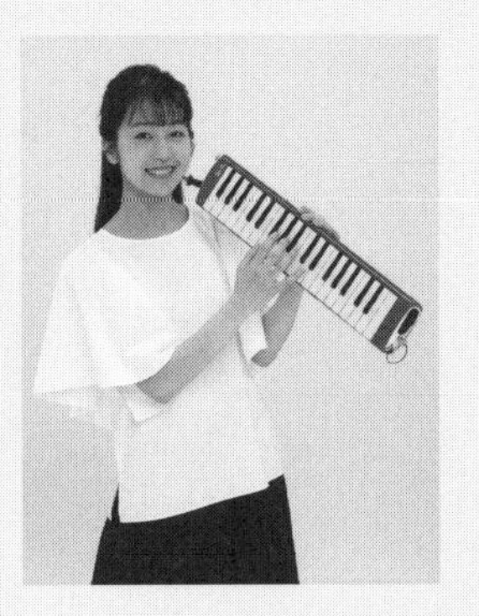

巻頭漫画

## 今井康絵
イマイヤスエ

漫画家。1993年 小学館の『ちゃお』でデビュー。幼児向けから女性向け漫画を執筆中。鍵ハモ買ったのでこの本を見て練習中で、目標曲は『陳情令』の「忘羨」とのこと。

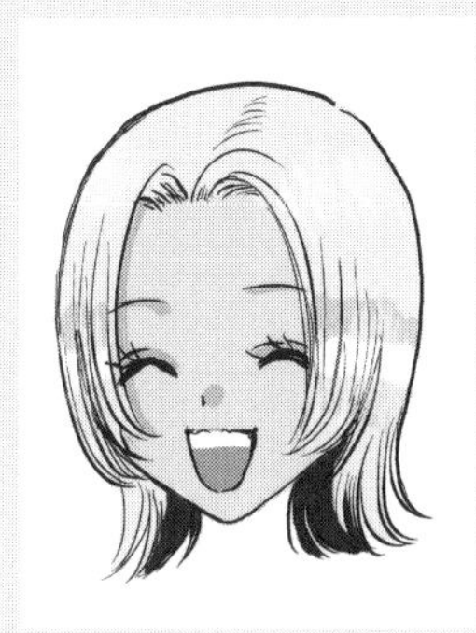

## 動画協力

唄

## Emme エメ

ユーミン、MISIA、今井美樹 等、多くのコンサートツアー、レコーディングにコーラスとして参加。東京藝術大学長唄別科修了後ソロ活動開始。「声のワークショップ」主宰。「三社祭」「高知よさこい祭り」音源提供。朗読劇「サド侯爵夫人」出演。都立南多摩中等教育学校太鼓部コーチ。

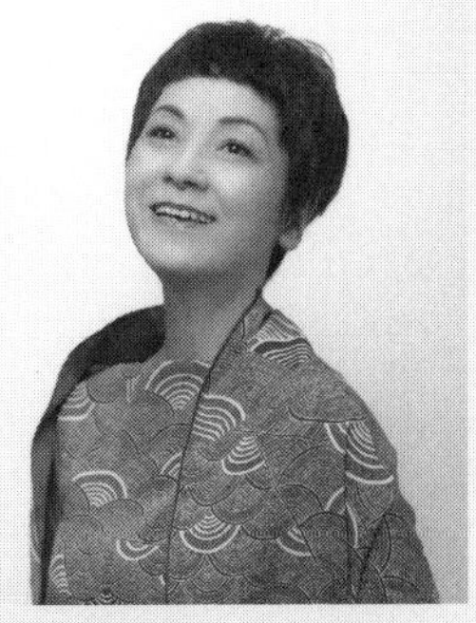

踊り

## 西崎櫻鼓 ニシザキサクラコ

2歳から日本舞踊を始め、坂東鼓登治、西崎絵壬乃、緑江に師事。22歳で西崎流みどり会会長 緑江師の後継者となる。超流派舞踊家グループおどりの空間メンバーとして国内外の公演に出演。春より芸能の勉強のため佐渡と東京の生活を始める。北大路欣也さんとの共演が夢！

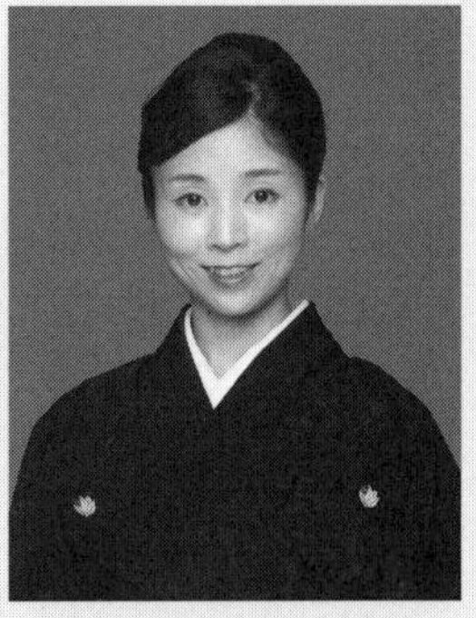

津軽三味線

## 雅勝 マサカツ

数々の津軽三味線コンクールにて入賞し、頭角を現す。竜馬四重奏としてポニーキャニオンから2016年メジャーデビュー。スペイン、アメリカ、オランダ、中国、ケニア、台湾など海外公演を行い国内外で活躍中。YouTubeにてマイケル・ジャクソンのカバー動画が250万回再生突破。

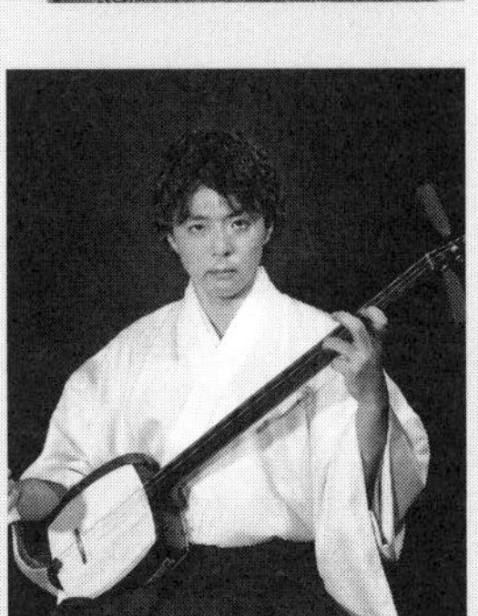

ヴァイオリン

## 堀内 純 ホリウチジュン

桐朋学園芸術短期大学卒業。宮日音楽コンクール最優秀賞、日本クラシック音楽コンクール全国大会入賞。横浜市民広間演奏会、日本演奏連盟会員。横浜聖光学院芸術講座ヴァイオリン講師、弦楽オーケストラトレーナー。

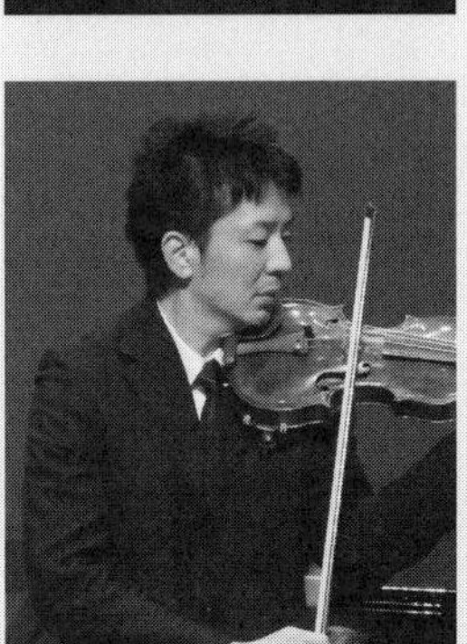

尺八

## 小濱明人 オバマアキヒト

石川利光、米谷智に師事。NHK邦楽技能者育成会修了。尺八新人王決定戦優勝。国立劇場主催公演等に出演。ACCの助成によりNYに留学。ラ・フォル・ジュルネ他、多くの国際音楽祭に招待参加。海外公演は36カ国に及ぶ。計10枚のCDを発表。

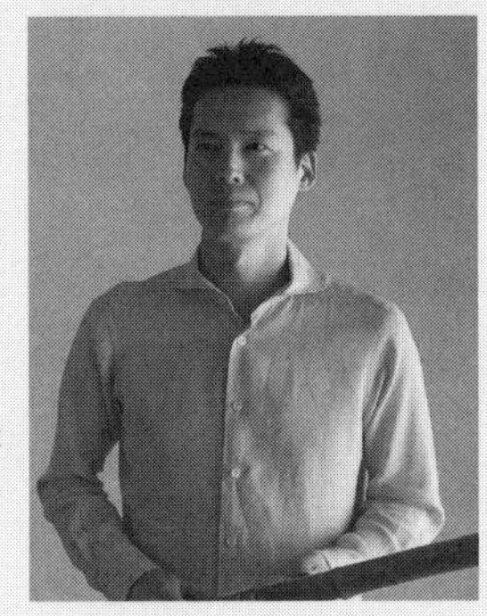

ベース

## 齋藤隆一 サイトウリュウイチ

レコーディングやライブサポート、インストラクターとして活動。富倉安生氏、依知川伸一氏などプロベーシスト達による「地下室の会」。2021年～コダマセントラルステーションのメンバーとして活動し『Let's Funk』発表。

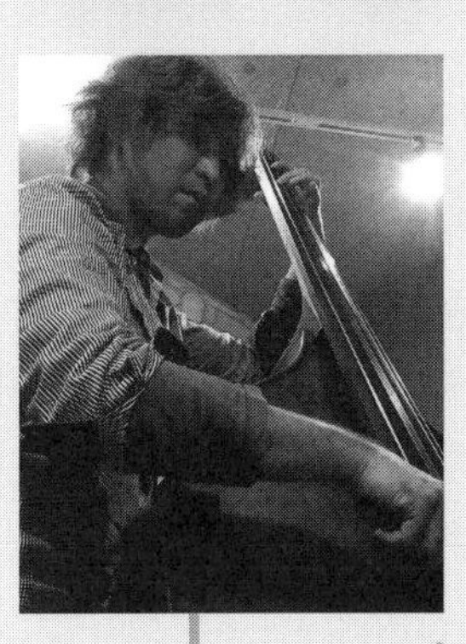

Thank you

# 「なんとなく不調」をなくす<br>大人の鍵ハモLesson


2023年1月15日　初版第1刷発行

著　Mon “Design-NeT”

発行人　下山明子

発行所　株式会社小学館
〒101-8001　東京都千代田区一ツ橋2-3-1
編集　03-3230-5446
販売　03-5281-3555

印刷所　凸版印刷株式会社

製本所　株式会社若林製本工場





Printed in Japan
ISBN978-4-09-311525-4
JASRAC　出　221031032-01





【STAFF】

**監修**　鈴木楽器販売株式会社
ケンハモ★CLUB
https://kenhamo-club.suzuki-music.co.jp/

**楽譜制作**　鈴木楽器販売株式会社
https://www.suzuki-music.co.jp/

**スタジオ協力**　宮地楽器
**モデル**　河本葉瑠香
**漫画**　今井康絵
**カメラマン**　浅野剛
**スタイリスト**　榊美奈子

**編集協力**　株式会社エストール
**デザイン制作**　株式会社エストール
**校正**　玄冬書林
**音楽校正**　物井光太朗
圓谷努

**制作**　太田真由美・斉藤陽子
**販売**　金森悠
**宣伝**　内山雄太
**編集**　挽地真紀子